私、いつまで産めますか？

卵子のプロと考えるウミドキと凍結保存

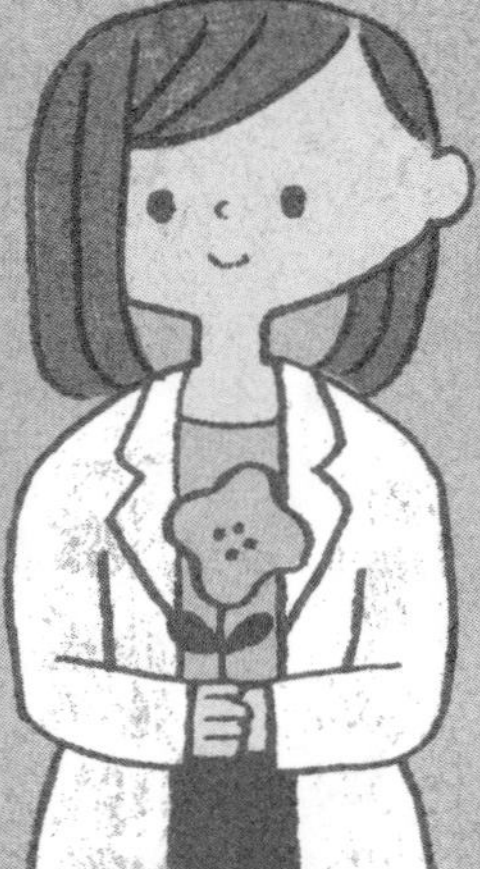

生殖工学博士
香川則子 著

WAVE出版

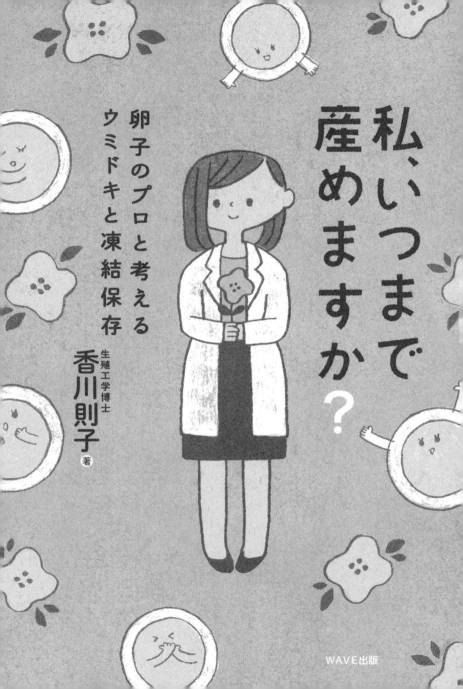

はじめに

はじめまして、生殖工学博士の香川則子です。

この肩書きをお知らせしても、たいていの方はピンと来ないかもしれませんね。「生殖工学って何？」と読者のみなさんの頭上にクエスチョンマークが浮かんでいるのが見えるようです。

本書ではいまの日本を生き、子どもを持ちたいと少しでも考えはじめた女性たちが、〈妊娠する〉〈産む〉についてより深く、より具体的に考えられるよう、私が知っていることをできるだけ詳しく、わかりやすく書いていきます。

でも、どうして産婦人科医でも、不妊の専門医でもない私が、そんなお話をしようとしているのか、疑問に思われる方もきっといるでしょう。

そこで、簡単な自己紹介をさせてください。

私は大学時代から、ヒトをはじめとするいろんな生物の生殖《リプロダクト》に興味を持ち、研究を重ねてきました。たとえば畜産の世界で、おっぱいをたくさん出せる牛が求められているとします。その牛の遺伝子を研究し、どうすればその遺伝子を次の世代に受け継げるかを考えます。そんな遺伝子を持った牛の受精卵がアメリカで完成されたら、それを凍結保存して日本に輸入し、メスの牛に移植します。そうして海を越えて、おっぱいがたくさん出る牛が誕生する……というわけです。畜産の世界と、卵子や精子を中心とした生殖工学は切っても切れないものなのです。

その一環として、絶滅が危惧される生き物の生殖についてもたくさん関わってきました。個体数が危機的に減っている動物の受精卵を作り、別の似ている動物の子宮に移植して卵を産ませるという研究です。

私がヒトの生殖に関わるようになったのは、2004年からです。放っておけば少子化の結果、やはり絶滅危惧種になりかねない日本人を増やすにはどうすればいいか、卵子をどのように保管し、その可能性を守っていけば、女性たちがもっと子どもを産めるようになるのか。不妊治療クリニックに勤務しながら、そういった研究に日々打ちこみました。

私自身をひとことで表わすなら、生殖、特に卵子に関する専門家と思ってください。

＊　＊　＊

卵子って、とてもかわいらしいんですよ！

この想いが、私の研究の原動力です。どんな生き物の卵子も、ほんとうにかわいい！　命の源であり、見ているだけで愛おしくなります。卵子は可能性のかたまり。そこには未来がたくさん詰まっていて、キラキラした存在なのです。この子たちがより確実に赤ちゃんとなり、無事この世に生まれ出てくるためのお手伝いをするため、日々研究を重ねるのが私の仕事です。

現在は、いま注目の卵子凍結保存をおこなう民間会社〈リプロセルフバンク〉の所長を務めています。生殖にまつわるさまざまな先端技術を開発し、普及させ、情報を提供する。それと同時に、いつか子どもをほしいと願う女性たちそれぞれのウミドキを一緒に考える機関です。

ここでの活動の核は、ふたつあります。

ひとつめは、卵子凍結保存について知ってもらうこと。セミナーを開いて卵子の老化や年代別の妊娠率、凍結保存の一部始終などをお話ししています。働く女性のみなさんが会社帰りに寄ってもらえるよう、夜に開催しています。

メディアでは話題ばかりが先行して、ほんとうに知ってほしいことがなかなか伝わっていないという実感があります。そのため、「凍結保存さえしておけば大丈夫」「簡単にできる」という誤解も招いています。そこで、私の口から説明し、正しく理解してもらうことにしたのです。

個別カウンセリングも、大事な活動です。クライアントさんの結婚や仕事、そして出産への考えから、ライフプランまでをうかがい、一人ひとりの人生に寄り添って、卵子凍結保存をするか、しないかを一緒に考えます。

ふたつめは、卵子凍結保存の実施です。提携病院で採卵手術をおこなうときに、私自身が培養士として立ち会い、液体窒素で凍結させて、極低温で長期間、大切にお預かりします。そして、産めるときが訪れた女性たちが迎えにくる日を、卵子たちと一緒に待っています。

＊　＊　＊

本書は、妊娠、出産を経て、赤ちゃんを腕に抱きたい、健やかに育てたいと願うすべての女性へのアドバイスブックです。

そのなかでも特に「そろそろ最後のチャンスかも……」と不安が胸をよぎっている世代の女性たちが身につけておいたほうがいい知識、役立つ情報をぎっしり詰めこみました。

未来の赤ちゃんに出会うため、できることから始めていきましょう。

私、いつまで産めますか？／目次

第2章　私たちがいま産めるリアルな可能性

第3章　私たちが向き合う卵子老化と高齢不妊治療

第4章　卵子凍結保存が私たちにもたらすもの

第5章　私たちのカラダを産むために整える

第6章　私たちのキモチを変えて産むに備える

企画・編集協力／三浦ゆえ
ブックデザイン／原田恵都子（ハラダ＋ハラダ）
装画・本文イラスト／加賀谷奏子
校正／小倉優子
DTP／NOAH

序章

妊娠のために
いまから私たちが
できること

卵子の老化を止める方法はありますか？

ひとりでも始められる〈エア妊活《にんかつ》〉

この本を手に取られたみなさんは、妊娠を希望されているということはきっと同じでも、その思いの強さには差があることでしょう。

すでに強く希望されて準備を始めている方、これまではあまり意識してこなかったけど、最近になってふと頭をよぎるようになったという方、以前から産みたい気持ちはあったけどなかなか実現できず少々あせりを感じている方……。

産みたい気持ちがあるときが、〈ウミドキ〉です！

気持ちと身体が「そろそろ産みたいよ、産もうよ」とあなたに呼びかけているのです。その声にどうぞ耳を傾けてください。それはとても自然なことです。自分の遺伝子をよりよい形で残すというのは、すべての生物にインプットされた欲求であり、使命です。

人間も生き物ですからその欲求があって当然なのですが、現代の日本に生きる女性は、仕事の忙しさや日々の雑務に追われ、その声が聞こえなくなりがちです。それがやっとあなたに聞こえてきたのです。

ウミドキだと感じたら、〈妊活〉を始めましょう。

妊娠するためにいろいろ活動することを表す妊活ということばも、だいぶ定着してきた感があります。私は、このことばが好きです。活動すれば必ず妊娠できるというわけではありませんが、自分の身体や心と向きあうことで、意識も身体も大きく変化します。

ここには、自分の人生設計をあらためて見直すことも含まれます。妊娠のために生活や仕事のスタイルを変える前に、一度深く考える必要があるのです。

「そうはいうけど、いまのところ結婚の予定もないし彼氏もいないから、やっても意味がない……」

という人も、なかにはいるでしょう。

そんなことはありません。パートナーとなるべき人に出会ったとき、できるだけすみやかに妊娠にチャレンジできるよう、いまから備えておけることはいくつもあります。

カップルがふたりでタイミングを計って自然妊娠にトライしたり、不妊治療を受けることを妊活というのなら、ひとりでできる活動を始めておくことは〈エア妊活〉と呼びましょう。

私は妊娠への希望が強い人も、そうでない人も、思い立ったその日からこのエア妊活をしてほしいと考えています。

生理があれば40代でも妊娠できる？

ここ数年で「卵子が老化する」ということも、ずいぶん知られるようになりました。2012年2月にNHKで『産みたいのに 産めない〜卵子老化の衝撃〜』という番組が放映され、文字どおり大勢の女性に衝撃を与えたのです。

卵子は年齢とともに加齢し、35歳をすぎてからは坂道を転げ落ちるように老化していく。それに比例して、妊娠もむずかしくなる——という事実は、私たち科学者や医療関係者のあいだでは、ずっと以前から常識でした。

でも、こうした学問にたずさわったことのない女性たちにとっては、ほとんど〈新事実〉として受け止められました。

おかげで「卵子が老化する前に、早く産みたい」という意識はだいぶ高まったようですが、それでもどこまで正しく理解されているのかについては、疑問が残ります。というのも、「多少は老化していても、月経さえあれば40代でも妊娠できるでしょ」と思っている人が、いまだ少数派ではないからです。

本書では、厳しい現実もお伝えしていきます。

それを知らずに妊活するのと、知って妊活するのとでは、まったく違うからです。残念ながらそれによって妊娠率が上がるわけではありません。ただ、そのときどきで、自分自身を、それからパートナーとの関係を守ることはできます。どんな局面でも正しい判断をするためには、「知る」ことが欠かせないのです。

いまは耳が痛くて、びっくりするような内容でも、あとになって「知っておいてよかった」と思ってもらえると、私は信じています。

さっそく「月経さえあれば40代でも妊娠できる」について、知ってほしいことがあります。

日本人女性は平均45～55歳で閉経を迎えますが、そのときが来るまでは赤ちゃんを授かれる可能性はたしかにゼロではありません。でも、とても低いのが現実です。どのくらい低いのかは第2章で詳しくお話しますが、ここでは「とても低い」ということを覚えておいてください。

40代半ばの女性有名人が初めてのオメデタ！　と芸能ニュースでは祝福ムードで報じます。ギネスブックには、57歳で自然妊娠し、出産した米国人女性の記録が残っています。もしかするともっと高齢で産んでいる例も、世界にはあるかもしれません。

でもこれは、あくまで特殊な例です。ふつうではないからこそ、ニュースになるのです。

それでも「私は身体が健康で見た目も若いから、可能性が低いとはいえ、そっち側に入れるのではないか」と考える人もきっといますよね。

外見がいくら若々しくても、卵子は確実に老化しています。卵子が女性の体内にいるかぎり、その時間は止めることも逆らうこともできないのです。

「パートナーを見つけるまでのあいだに、卵子がどんどん老化していくのがつらい……」

リプロセルフバンクのセミナーやカウンセリングにいらっしゃる女性の多くが、この不安を吐露されます。早く産んだほうがいいことはわかっている、でも相手がいない、誰でもいいからさっさと結婚しようとは思えない、一緒に育てることを考えると妥協もできない、かといって自分ひとりで産むわけにはいかない……。

そんなジレンマに陥《おちい》っているのです。

注目の〈卵子凍結保存〉で救われたい！

「卵子の時間を止めたいんです」

と切実に願う女性にも、数えきれないほど会ってきました。

卵子凍結保存という技術を使えば、それは可能です。卵子を体外に取り出してそれを冷凍保存するのです。

この技術は、医療の現場ではめずらしいものではありませんでした。もう10年以上前からあるものです。それは主に、がんや白血病など病気の治療で生殖機能を失う可能性のある女性たちを対象におこなわれていたのです。

２０１３年秋、日本産婦人科学会がこの卵子凍結保存について新しいガイドラインを発表したのは、大きなニュースとなりました。〈健康な〉〈独身女性〉も、この医療行為を利用できることになったのです。

私のもとへも、たくさんのメディアが取材に来ました。みなさんの関心は、将来的に妊娠を希望する独身女性にとってこの技術が救いとなるのか、そして日本の少子化が少しは食い止められるのかということでした。

リプロセルフバンクの卵子凍結保存セミナーへも、これまでにないほど多くの女性から申込みが殺到しました。ニュースを知ってから卵子凍結保存のことが気になってしょうがなく、じっとしていられなくなり、参加したという様子でした。

話を聞くときの真剣なまなざしは、私も気《け》おされるほどでした。「自分たちが求めていた技術がついに！」という期待と、「卵子凍結保存っていったいどんなことをするんだろう？　いくらぐらいかかるんだろう？」という不安との両方が、会場に満ちていました。

それなのに、私自身の口から「卵子をこれ以上老化させないために、じゃんじゃん凍結しましょう！」ということばがまったく出てこない……。これには、メディア関係者もセミナー参加者のみなさんも、拍子抜けされたようです。

卵子凍結保存は、ある女性にとっては救いになりますが、また別のある女性にとっては救いになりません。向き不向きがあるといってもいいでしょう。肉体的に向いていない人もいますが、メンタル面で卵子凍結保存はしないほうがいい、もしくはまだ早すぎると判断されることもあります。

本書を読むことが、「自分はどっちに当てはまるのだろう」と考えるきっかけになればうれしいです。

第1章

産みたいけど
いま産めない
私たちの事情

私たちが産めないのは私たちのせいですか？

少子化の責任を負わされる女性たち

「産みたいけれど、いまは産めない」

女性たちのこんな声を、これまで何度耳にしたことでしょう。本書を手にとられた女性のなかにも、そう思っている方が少なからずいるはずです。

このごろは、少子化という文字をメディアで見ない日はなくなっています。それと同時に「女性が産まないから少子化が進む」という空気も感じます。仕事にかまけ、自分のことを優先して、生涯独身を貫く女性が増えたから、ここ日本に子どもが増えないのだ、という空気です。

果たして、ほんとうにそうでしょうか？

産む・産まないは個人の自由です。女性に生まれたからといってこの国のために子どもを産まなければいけないという謂《い》われはありませんし、子どもを持たない人生を選ぶ女性も尊重されなければなりません。

子どもを産むより仕事に生涯をかけたい、夫婦ふたりで一生を送る、あるいは独身を貫く……そういう人がひと昔、ふた昔前よりも増えていることはたしかです。生き方の選択肢が増えつつあるのは、喜ばしいことですね。それについて他人がとやかくいうものではありません。

問題はそこではなく、いろんな事情から「産みたいけれども、産めない」女性が多いという点にあると私は考えます。

卵子の老化という事実を知ってしまったいまとなっては特に、早く産みたいのに、いまは産めない。3年後、5年後には産めるようになっているかというと、それもわからない……。

そんな不安を抱えながら仕事をしている人がさまざまな調査で数字となって表

になって出てくることはありませんが、少子化の背景として無視していいものではないと見受けられます。

では、日本の女性たちはなぜこんなにも産めていないのでしょう？

産みやすい年齢で産めないジレンマ

医学的にいうと、女性が最も子どもを産みやすい年齢は25〜34歳です。

一方、日本人女性の平均初産年齢は、２０１１年に31歳を超えました。これでは、第二子、第三子を望んでいても、よほど急がないと産みやすい時期にそれを実現するのはむずかしそうです。

対して、現在は６人に１人が不妊で悩んでいるといわれる時代です。クリニックで不妊治療に取り組んでいる女性の平均年齢は、約39歳。すでに卵子の老化が加速している年齢です。

いまは「半年、自然妊娠にトライして、授からなかったら不妊治療を」とメディアでも盛んにいわれているので、20代や30代前半でクリニックを訪れる人も少なからずいます。

一方で、35歳をすぎてから「もう自然にはできにくいし、実際できていない」という焦燥感にかられて駆けこんでくる人がとても多いという実感は、どこのクリニックにもあるでしょう。そしてその数が、年々増えています。

こうした現象を見ていても、いまの日本が「若いうちに子どもを産みにくい社会」だと強く実感します。

そのせいで、いまのアラフォー世代は産みやすい時期を逃してきましたし、アラサー世代は「早く産みたいし、産めと周囲からいわれる」と「でも産めない」とのあいだで、板ばさみにされています。20代女性まで「若いうちに産まないと卵子が老化しちゃう!」とあせっているそうですが、自分も周囲も「まだ若すぎる」とも思っています。

日本の多くの職場では、20代はヒヨッ子のようなもの。まだたいしたことは任せられないでしょうし、本人も仕事を覚えるのにせいいっぱい！　結婚どころではありません。この時点で妊娠〜出産を理由にいったん仕事の現場から遠ざかるということは、せっかく始まったばかりのキャリアを手放すことを意味します。

30歳の声が聞こえてくるようになると、やっと裁量を任されるようになり、自分自身も仕事をおもしろく感じはじめます。

けれど、責任のある立場になるほど、それを途中で投げ出して結婚、妊娠、出産という一大事業に取りかかるのがむずかしくなります。まじめな人ほど、「次の大きなプロジェクトが終わってから」「この部署は私がいないと回らない」と考え、自分を仕事にしばりつけます。

キャリアを積み上げても、母親になった女性は出産で休職し、育児に時間を取られてこれまでと同じようには働けないため、一線から退《ひ》かされるということが、当たり前のようにおこなわれています。

ほんとうはコレ、〈マタニティ・ハラスメント〉にあたるんですけどね。

にもかかわらず、妊娠や出産を機に約3分の2の女性が仕事を辞めているのが、いまの日本の現実です（２０１１年、国立社会保障・人口問題研究所「第14回出生動向基本調査」より）。

運よく復帰できたとしても、同じ職務に戻れるとはかぎらない……。ゆえに、やりがいや責任感を感じて仕事を続けたい人は、結婚・出産にまつわるパーソナルなイベントをすべて後回しにします。

働きながら産むタイミングが見えない

私たちは、男女雇用機会均等法のもと、努力さえすれば女性でも男性でも同等に社会で認められると教わりました。これはとても大事なことです。約30年ほど前までは、男女は職場において平等ではありませんでした。

けれど、もうひとつの大事なことについては、学校教育でまったく触れられてきませんでした。

それは、「生殖可能年齢にはかぎりがある」という事実です。

いつまで産めるの？　何歳までなら安全に産めるの？　という基本的な知識がないということは、「働きながらいつ産んだらいいのか？」というプランが立てられないということです。

しかもそれが、「生理があるかぎりは産める」という誤解につながり、女性たちに結婚も妊娠もすべてを見送らせているのです。

困ったことに、「下の人材が育つまで」「この案件が一段落つくまで」などなど、先延ばしにする理由はいくらでも出てきます。そうこうしているうちに、最も産みやすい時期はいつのまにかすぎていきます。ハッと気づいたときには、卵子の老化が加速している……。

そして、アラフォーになって遅まきながら、「そろそろ結婚&妊娠したい！」「それともこのまま仕事一本でいくべきか!?」という究極の選択をせまられます。そこからあわてて婚活してパートナーにめぐりあい、仕事を続けながら妊活をがんばるにしても、すでに年齢的に妊娠しづらくなっています。

高齢不妊の治療は心身ともに大きな負担がかかります。仕事との両立はむずかしく、治療に専念するために結局、仕事を辞めることに……。ずっとまじめに仕事をしてきて、今後も続けるつもりだったのに、ここに来て思いもかけず予定が狂ってしまうのです。

このように、個人の事情や身体的な理由ではなく、教育や社会の構造などによって、女性たちが「産みたいけど、産めない」状況に置かれていることを、私は〈社会性不妊〉と名づけました。

「女性が産まないから少子化が進む」というのが、いかに的外れかおわかりいただけるでしょうか。

そうやって女性だけを責めたところで、子どもは産まれないし、誰も幸せになりません。

仕事を続けながら妊娠、出産できますか？

自分のことは後回しにする女性たち

女性たちがなぜ「いま産めない」のか、さらに詳しく見ていきましょう。

【産めない理由①　仕事のしすぎでオジサン化】

仕事ひとすじ！　自分にとって心地いい、ゆったりとした生活をするよりも、仕事で責務を果たすため、成果を上げるために日々を生きている女性は、まるでオジサンです。

毎日、夜遅くまで残業し、眉間にシワを寄せた厳しい表情が顔に貼りつき、鼻の下におヒゲが生えています。鏡を見てシェービングをする余裕もないということです。

家に帰ったらメイクを落としてシャワーをあびるのもそこそこに、電気をつけっぱなしで爆睡。プライベートな時間など、ないも同然です。それでも疲れが取れなければ翌朝、栄養ドリンクを飲み、頭痛がしたら鎮痛剤でごまかし、身体にムチ打ってまた仕事、仕事……。

ここまでオジサン化してしまうと、母親になるための心と身体に切り替わるのはむずかしいです。がんばっても、いきなりは無理です。

身体の奥で眠っている卵子たちも働きづめの様子を目のあたりにすると、「あ、まだママになる準備ができていないんだな」と判断して、目を覚ましません。月経があり、排卵はしても、〈赤ちゃんになる〉卵子がなかなか出てこないのです。

科学者なのに、非科学的なことをいっていると思われますか?

たくさんの卵子をいったん外に採り出し、少し眠ってもらってから、再び女性の胎内に戻してそれが命として育っていくのを見守る、という作業をしていると、

「卵子たちはママの様子をちゃんと見ていて、ふっと心と身体が開くときを待っているんだなぁ」

としか思えないことがあります。

不思議な話ですが、妊娠や出産においては理屈では説明のつかないことが、ときおり起こるのです。

私自身、社会人になって以来とても仕事が好きで、限度を超えるまで働いていた時期もありました。20代から続いたそんな〈オジサン時代〉からは、よほど意識しないと足を洗えませんし、それにはけっこうな時間がかかることも、身をもって知っています。

オジサン化しやすいのは、基本的にまじめで責任感の強い人です。そんな女性は「がんばれば必ず成果がついてくる」と信じる傾向もあります。いままでそうやって、仕事でいろんなことを成し遂げ、評価されてきて、それが喜びにもなっているのでしょう。

けれど、努力でなんともならないことが目白押しなのが、妊娠や出産です。

自分としては妊娠していいと思えるタイミングが訪れて、いざ「さあ、これからは仕事じゃなくて妊活に集中！　がんばるぞー!!」とはりきっても、思いどおりにいかないことがいっぱいあります。それが自然の摂理です。

それなのに、「あれ、私の努力が足りなかったのかな」と反省し、さらに努力を重ね、またもうまくいかずに、そのうち自分を追いこむようになり……。こうして終わらないループに突入すると、誰より自分がつらくなります。

これはまだまだオジサン・モードから抜け出せていないということです。仕事でキャリアを築くことと、妊娠して子どもを産むということは、まったくの別もの。これまでがむしゃらに働いてきた人がウミドキを意識するようになったら、まずは脱オジサン化です！

仕事の取り組み方や考え方を少しずつ変えていきましょう。

結婚しないと、産んじゃダメですか？

男女が出会う必然性がない現代の日本

「先生、オオカミってどこにいるんでしょうか？」

これはカウンセリングのときに、クライアントさんからよくきかれる質問です。オオカミ？　と最初は首をかしげましたが、ああ、〈送りオオカミ〉などの言い回しにも使われるあの生き物ね！　とすぐに思い当たりました。

そういえば最近、そんな話もまったく耳にしなくなりましたね。家に送るという名目で部屋に上がりこみ、一夜を過ごすオスの肉食獣は、ニホンオオカミ同様、絶滅してしまったようです。

1970年代ぐらいまでは、そんなエネルギッシュな生き物が、この日本にもたくさんいたのだとか。80歳をすぎても、うっかり漏れただけで、若いメスを妊娠させることのできるオスのオオカミさん。

でも、私はこれを〈幻の生き物〉だったのではないかと考えています。80代で作った子どもが、ほんとうにそのオオカミさんの子かどうかわからないですよね。もしかして、ほかのオスの子どもかも……。

かつて日本全国にあった村落共同体では、子どもを増やすことがコミュニティの使命でした。そうしないと働き手がいなくなり、コミュニティを維持できなくなります。

そこで取った作戦が、夜這《よば》いや祭りなどの、男女をカップリングさせる風習ですが、同時に〈子どもが誰の血を引いているのかということは、あまり気にしない〉という文化もありました。その家庭で育てれば、そのウチの子。もらいっ子や交換子の風習もあり、血縁ということに対してずっとおおらかだったのです。

だから、オオカミさんの子どもではなく、お隣の旦那さんの子だとしても、別にいいのです。男性は80代で子どもを作ったというメンツが保てます。その年齢だと、むしろ勲章でしょう。この立場のことを、〈みなし父〉と私は呼んでいます。父とみなされているけど、実は……という意味ですね。

女性にしても人間関係的に何かと面倒な隣の旦那さんより、十分養ってくれる80代の夫のもとで子育てするほうがいい。これもまた、作戦です。

こんなふうに作戦を立てながら、人は子どもを増やしてきました。でも、現在はこうしたコミュニティがなくなり、結婚するもしないも、子どもを持つも持たないも個人の自由となりました。産みたい人が産める社会であれば何の問題もないのですが、実際は真逆の方向へと歩んでいます。

母になる前に、彼氏探し&入籍の壁

つまり、結婚したい人、産みたい人は、相手を自力で探しなさいというわけですが、ここで問題がひとつ出てきます。

【産めない理由②　結婚にメリットを感じない】

「年齢的に産めなくなる前に、子どもは絶対にほしいけど、妻にも嫁にもなりたくないんです」

これも、多くのクライアントさんがこぼす本音です。さらには、

「私、ほんとうは卵子を凍結させたいんじゃなくて、精子がほしいんです」

と続くこともあります。

現在の日本では、法的婚をしていることが、子どもを持つための第一条件となっています。「母になりたい」というのは生物としての本能ですが、その前に「彼氏を見つけなきゃ」「その人と結婚して籍を入れなきゃ」が立ちはだかります。

こうして「産みたいのに、産めない」理由が、またひとつ重なるわけです。

いまや〈できちゃった婚〉もずいぶん増えました。４人に１人がこれで産まれているのが実態ですが、できちゃった〈婚〉というからには、順番が違うだけでやはり結婚するのです。逆にいうと、結婚をしたから、その赤ちゃんたちは産ま

れてこられたのです。「つき合っているうちに妊娠したけど、相手が結婚を望まなかった」という理由で、中絶されなかったということです。

事実婚については、やっと風向きが変わりつつあります。以前は事実婚カップルの体外受精を受け入れる施設は、ごくごく少数でした。禁止されていたわけではありませんが、トラブルが起きやすいという理由で、ほとんどの不妊クリニックが拒否してきたのです。

それが２０１４年夏、日本産科婦人科学会が、体外受精を受けられる対象に事実婚夫婦も含める方針を正式に決定しました。

その背景には、結婚というスタイルの多様化と、少子化対策があることはあきらかですが、これにより子どもを持つことをあきらめていた事実婚カップルのうち、どれだけの人が希望を持ってトライしてくれるかはまだわかりません。

愛する人と結婚し、その人の子どもを産むのが、女性の幸せ――幼いころからそう刷りこまれてきた人は、とても多いですよね。

でも、生き物が子どもをもうけるのに、そもそも結婚という制度はいりません。

もっというと、愛情も必要ないのです。

そういうと、みなさんはぎょっとされるでしょうか。私のような科学者からすると、これが真実です。愛情があろうとなかろうと、関係ありません。赤ちゃんになる素質を持った精子と卵子が出会う――これが妊娠に必要な唯一の条件です。裏を返せば、いくら愛情にあふれたカップルでも、精子と卵子の状態によっては妊娠できないのです。

結婚しなくても、精子があれば子どもはできる。これが真実です。

働きながら、妻・嫁としての役目まで

昨今は法的婚にメリットを感じない男女が増えてきました。50歳まで結婚していない人の割合を〈生涯未婚率〉といいますが、現在は男性20%、女性10%を超えています（内閣府「男女共同参画白書 平成25年版」）。その理由がなんだと思うかをアンケートでたずねたところ（明治安田生活福祉研究所、２０１４年）、「結

婚は、あくまで人生の選択肢のひとつであって、結婚を望まない人が増えてきたからだ」という回答がトップでした。

注目したいのは3位です。「結婚・出産しても女性が働きつづけられる環境がまだ十分でないから」と考えている女性は約8割。男性も6割超と少なくはありませんが、男女差が最も大きいのはこの回答です。

「働きたいけど、出産前と同じ労働環境では無理」

「働きつづけられたとしても、家事や育児との両立が大変すぎる」

という状況下で、経済的に自立している女性が、「妻にも嫁にもなりたくない」というセリフが口をついて出ても、まったく不思議ではありません。

「私も働いているのに、家に帰ってきたら妻や嫁といった役割を押しつけられるのはイヤ」

「小さなわが子の面倒は見たいけれど、大きな子ども(=夫)や、その親の面倒はちょっと……」

実際、仕事をしている時間は男性と同じでも、女性が家事と育児に費やす時間は、男性の5倍以上というデータもあります（内閣府「平成25年版少子化社会対策白書」より）。

ここの価値観を同じくする男性となら結婚したい。でも、そんな人に出会ったことがない。というより、日本に存在するのかしら……？

カウンセリングを受けるみなさんの大多数が目下、婚活中ですが、多くの方が、そんな〈よき夫〉候補に出会うのがいかにむずかしいかをお話されます。そこに〈よき父〉というオプションを加えたいとなると、ますますハードルが上がり、苦戦することになります。こんな壁に行きあたるうちに、幼いころからの刷りこみも効力がうすれてくるのでしょう。そんな迷える女性たちの心に、「精子さえあれば」という考えがするりと入りこんでくるのです。

―「精子提供」をすすめない大事な理由―

とはいえ、「精子だけもらってシングルマザーに」というのは、私からはおすすめできませんし、それ以前に、いまの日本ではほぼ不可能ですよ、とカウンセリングでもお答えしています。

日本では独身女性への精子提供がおこなわれていません。法的婚をしている夫妻、加えて夫側が男性不妊と診断された場合に限ってＡＩＤ（非配偶者間人工授精）をおこなう施設もありますが、全体的にそれほど積極的ではないといっていいでしょう。

国によっては民間の精子バンクがあり、それで産まれている子もすでにたくさん存在しています。でも日本では施設が少ないうえに、夫婦と子どもを長きにわたって守り、ケアするための法律も十分に整っていません。

法的婚カップルですらこうなのですから、独身女性にいたっては、誰からもまったく守ってもらえないと思ったほうがいいでしょう。妊娠した時点では幸せいっぱいでも、あとになってなんらかのトラブルが起きたとき、その責任が女性ひとりの肩にのしかかってきます。

妊娠中、お腹の赤ちゃんに遺伝性疾患が見つかったら、あなたはどう思いますか？　「あの精子に原因があったのかもしれない……」と、まったく考えないと誓えるでしょうか？

精子を提供する際には感染症や遺伝性疾患の有無をヒアリングしますが、回答は自己申告の範囲にとどまっています。万が一、精子に病気の原因があるとわかったとしても、その提供主はあなたを助けてはくれません。

障がいが見つかるのは妊娠中だけではありません、産まれたあとでないとわからないものもあります。そして、健康に生まれ育ったとしても、親子関係がうまくいかず、思わず「父親ゆずりの性格なのかしら」という考えが胸をよぎったとき、その気持ちはどこに持っていけばいいのでしょう？　こうしてなんでもかんでも精子のせいにしてしまうと、ますます親子関係がこじれてしまいそうです。

ひとりで産んで育てるのは、ただでさえ大変です。経済的、物理的な苦労もありますが、〈まったく顔が見えない男性〉の子どもを産むとなると、気持ちの拠《よ》り所がどうしてもぐらぐらします。これは相当にしんどいです。

うまくいっているときは「なんでも自己責任」と思えても、逆境でもそう思えるかどうか。心を強く持てるかどうか……私はとても心配なのです。

リプロセルフバンクで精子提供をやってほしいというリクエストもいただきますが、私たちは精子を持ってきて受精させ、ハイ、あとはご勝手に、というわけにはいきません。その後、何十年と生きていく命と向きあえる体制が整うまでは無理ですね、とお答えしています。

国内で無理なら、海外で！　というのは、もちろん可能です。精子自体はそれほど高額ではありませんし、わざわざその国に出かけるまでもなく、凍結精子を郵送してくれるバンクもあります。

でも、どこで買っても不測のトラブルは起こりうるのです。もし訴訟を起こしたいと思う事態になっても、ことばの壁を乗り越えてそれをおこなうのは大変でしょう。

一方で、国内でも、個人間の精子提供が水面下でおこなわれているというニュースを目にするようになりました。ネットを通して男性個人と女性個人がダイレクトに、無償あるいは有償で精子を取引するというものです。匿名で行われることもあるといいます。これは論外です。トラブルしか想像できません。絶対にやめてください。

産むためにはパートナーが欠かせない

結論として、いまのところ日本では、好むと好まざるとにかかわらず、

○結婚する・しないはさておき、パートナーを見つけてその人とよく話しあったうえで、子どもを作る

○覚悟のうえでシングルという道を選ぶとしても、「この人の子どもなら」と納得できる相手の子を、できれば先方も了承したうえで産む

のふたつがベターな選択ということがわかりました。

そして、次の問題に頭を抱えることになるのです。

私たちのパートナーはどこにいますか？

結婚して産まない夫婦は誤差の扱い

愛し合う男女が結婚して子どもを産む。それが幸せ。

これも刷りこみのひとつですが、日本の政府はこれを純粋に信じているようです。結婚↓妊娠・出産↓子どもが増える！　結果として、少子化も解消できるというのは思いこみにすぎませんが、これを実現するためのひとつの手段として２０１３年秋、〈婚活・街コン推進議員連盟〉が作られました。全国各地で若者に出会いの場を提供するのが、その目的です。

なんと的外れな……。「若いモンが結婚しないのがいかん！」というのは、少子化を個人のせいにしているにすぎません。

女性たちが「産みたいのに、産めない」と悩んでいる背景には、これまで見てきたような社会制度や労働環境の不備、そして教育の不足があります。女性一人ひとりに責任があるわけではありません。社会性不妊がいまの少子化を助長しているというのに、そこから目を逸《そ》らしているだけです。エライ人はアタマもいいはずなのに、どうしてそれがわからないのでしょう？

そこには、カラクリがあるのです。

【産めない理由③　結婚する相手がいない】

結婚をした夫婦が生涯で持つ子どもの数は、平均して約2人です（2011年、国立社会保障・人口問題研究所「第14回出生動向基本調査」）。

1940年代から始まっている調査の結果ですが、開始当初から比べるとその数がだんだんと減っていることはいうまでもないでしょう。子だくさんの夫婦もいれば、もともと子どもを作らないと決めている夫婦もいる。そして当然、子どもがほしいけどできない夫婦もいる。でも、この不妊カップルは、データにすると〈誤差〉にしかならないのです。その存在に気づかないかぎり、統計からは「男女が結婚すれば、子どもを約2人作る」ということしか読み取れません。

だからエライい人たちは、「じゃあ、さっさと男女を結婚させればいい。そしたら子どもが2人産まれる！」と考えたのでしょう。カップル作りのためにお金をばらまき、男女を出会わせ、手ぐすね引いて彼らの赤ちゃんが産まれてくるのを待っています。

でも、男女が出会ったからといって、誰もが結婚するわけではありませんよね。結婚したからといって、みんながみんな産みたいわけではないし、「産みたいけど、産めない」人たちががんばったけど夢かなわず……ということもありえます。

結婚も夫婦のあり方も多様化し、例の図式がとっくに成り立たなくなっていることにエラい人が早く気づかないと、税金の無駄づかいに終わるでしょう。

結婚したい人が結婚できて、産みたい人が産めるようになるための解決策は、出会いの場を提供するだけでは足りません。結婚したいのにできない女性たちに、

「どうすれば自分は結婚できると考えているか」を調査したところ、結果は、

1位　経済的に余裕ができること　44・9％
　　　希望の条件を満たす相手にめぐりあうこと　44・9％
3位　結婚の必要性を感じること　34・6％

でした。〈希望の条件〉のなかに相手の経済力が占める割合が少なくないと考えると、「自分も相手もお金がないから結婚できない」と考えている女性がいかに多いかがわかります。解決するとしたらそっちなのでは……と、ため息をつきたくなるのは、私だけでしょうか。

卵子老化キャンペーンが裏目に……

そしてもうひとつ、30代半ば以降の女性にとっては〈卵子老化〉が結婚のハー

ドルにもなっているようです。

ある日、私はカフェでお茶をしていました。すると、こんな会話が聞こえてくるのです。

「婚活してるんだって？」

「うん、でも年齢を2歳サバ読んで、32歳ってことにしているの」

耳がダンボになりました。……34歳、なんでダメなの？

「34歳すぎると、もうすぐ子どもが産めなくなるって思われるらしくって、婚活市場ではアウトなんだよ」

交際が始まってから事実を打ち明ければいい……ということらしいですが、これには驚きました。婚活シーンにおいて34歳以上の女性は、圧倒的に不利だということです。「35歳をすぎると卵子の老化が加速する」ということが広く知られるようになってきたのだと実感する一方、気持ちはとても複雑でした。

NHKの番組『産みたいのに 産めない～卵子老化の衝撃～』が放映された後、婚約を破棄された女性もいるそうです。理由はやはり、年齢的に子どもができないだろうから。男性の意志なのか、その家族の意志なのかはわかりませんが、これはあまりに残酷な話です。

35歳の女性が卵子の老化によって妊娠しにくくなり、産むのがむずかしくなるのは間違いありませんが、これは「子どもがまったく望めない」とイコールではありません。

究極のことをいうと、どの年齢でも産める人は産めるし、産めない人は産めないのです。どの卵子が赤ちゃんになるかは、科学の力をもってしてもわからないことだし、その人がそれを持っているかどうかも、同じくわからないのです。

さらにいうなら、男性側が赤ちゃんになる精子を持っているかどうかも、やはりわかりません。いくら活発に動いていても、赤ちゃんにならない精子はいっぱいあるのです。

不妊治療をすれば授かるカップルもいますし、それでも授からないカップルもいます。妊娠や出産で「絶対に可能」と太鼓判を押せることは、何ひとつとしてないのです。

その理解もないまま、大学受験の〈足切り〉みたいに「この年齢以上の女性は子どもを産めないから、結婚もナシ！」とすっぱり切り捨てるとは、乱暴すぎます。それは女性を〈産む道具〉としてしか見ていないようにも受け取れます。とても失礼な話です。

どうやら〈卵子の老化〉ということばが、ひとり歩きしてしまっているようですね。そのせいで産みたい女性がますますパートナーにめぐりあえず、ますます産めなくなっていく……全国のあちこちで起きているであろう、この悲しいスパイラル。

生殖というものが正しく理解されていないんだなぁと考えさせられる一方で、これも社会性不妊のひとつといっていいのではないかと思うにいたりました。

「産みにくい」を「産む」に変えるには

産みにくい社会。

それでも産みたいけど、いますぐは無理そう。

しばらくは無理そう……。

と悩むたくさんの女性たち。時間がすぎていくのを指をくわえて見ているしかないのは、歯がゆいですよね。

将来、「いまこそ産める！」というときがきたら、可能なかぎりスムーズに妊娠できるよう、いまからできることをスタートさせておきましょう。

エア妊活は、「私、ちゃんと準備している」という実感を与えてくれるので、気持ちも穏やかになります。

そのためのファーストステップは、〈知る〉ことです。

次章では自分の年齢ではどのくらいの確率で妊娠できるのか、産めるのかということを一緒に見ていきましょう。

第2章
私たちが
いま産める
リアルな可能性

可能性を知ると希望がなくなりませんか？

対策を立てるには、まず「知る」ことから

産みたいという気持ちが芽生える――それ自体はとても幸せなことですが、それと同時に女性の胸にはいろんな不安も宿ります。

健康な子どもが産めるだろうか、妊娠生活はつらくないだろうか、出産のときの痛さに耐えられるだろうか。こうしてあげるとキリがないですが、卵子の老化が取りざたされるようになってからは、

「いつまで産めるんだろうか？」

「いまの私でちゃんと妊娠できるんだろうか？」

という心配も、そこに加わるようになりました。

35歳をすぎて卵子の老化が加速するにつれ、妊娠しにくくなるということは知っていても、では、「何歳ぐらいでどのくらい産めるのか」となると、みなさん〈なんとなく〉しかわかっていないのではないでしょうか？

まだ心配する年齢ではないのに気に病みすぎてしまう人もいれば、もう簡単に妊娠できる年齢ではなくなっているのに、「まだ大丈夫よね」とのんきにかまえている人もいます。

前者にあたる人が、変にあせってキャリアを手放し、妥協でパートナーを選び……と流されて、あとになって後悔をする可能性を考えると、それはそれで心配ですが、もっと気にかかるのは後者です。いざ妊娠できるようになったとき初めて非常に厳しい現実にぶつかり、

「あのとき知っていれば対策できたのに」

「別の人生を考えられたのに」

と悔やむ……。それはとてもやるせないことだと、私には思えます。

自分の身体の可能性を知り、それに見合った対策をいまから立てていけるよう、〈知る〉ことを恐れないでください。決して無駄にはならないと、私がお約束します。

数字があなたに教えてくれること

女性に産まれたからといって誰もが平等に妊娠できるとはかぎりません。「できにくい人」もたくさんいます。

まだ若くて、検査をしても身体的な異常はひとつも見つからない、夫婦仲も良好でセックスレスとは無縁……なのになぜか妊娠できないという例はめずらしくありません。

6人に1人が不妊治療を受けているという現実も、それを物語っています。

それなのになぜか、「自分はそこには入らない」「妊娠しようと思えばいつでもできる」と思っている女性がとても多いように見えます。

これからするお話は、特にアラフォー女性にとっては耳が痛いものになるでしょう。現実の厳しさを知って、落ちこむ人がいることは私も知っています。セミナーやカウンセリングでも、毎回のように聞いている人の表情がどんどん曇っていくのを見ながら、お話をしています。見ている側もつらいですし、なんだか私が悪いことをしているような気にもなります。

でもここで真実をお知らせせずに、希望だけを与えることは、結局は聞いてくれる人たちのためになりません。

知ることは、自分を守ることでもあります。厳しい現実と向きあったうえで、対策できることがあれば、早めに実行できます。

「自然妊娠しにくいなぁ、なんでだろう。たまたまできないだけかな、もうちょっと様子を見てみようかな」

と悠長にかまえるよりも、

「私の年齢だとそもそも妊娠しにくいから、半年だけ自然妊娠にトライしてダメだったら、すぐに不妊治療に切り替えよう。でも、費用がかかるから、体外受精にトライするにしても5回まで！」

と賢く考えたほうが、時間の無駄を避けられます。

それでもうまくいかなかったときに、自分の気持ちを支えてくれるのもまた、知識です。きちんと知り、考えて行動したことなら、どのような結果になっても自分自身で納得できるからです。

「数字って苦手」「グラフを見てもよくわからない……」という方もいらっしゃるでしょう。

だったら、こう考えてはいかがでしょう?

そのグラフに表されているのは、見知らぬたくさんの誰かさんではなく、いまこれを読んでいるあなた自身です。自分の年齢だとどのくらい妊娠できるのか、あるいは産めるのか——グラフのなかにいる自分自身を見つけ出してあげる気持ちで、数字と向きあってください。

40代でも生理があれば妊娠できますよね？

アラフォー出産は増えてはいるけれど

セミナーやカウンセリングをおこなっている東京では、アラフォーになって結婚を意識する女性が、ほかの地域に比べて特に多いと感じています。

私は九州の出身なので、地方ではなんだかんだいってもまだ「20代で結婚」という価値観が根強いことはよく知っています。せめて、30代前半が許されるぎりぎりのところ。都会の女性はそれだけ、自由度が高いのでしょう。

妊娠を具体的に考えるのも、この年齢からです。それゆえ、職場や身近なところにもアラフォーで産んだ女性がひとり、ふたりはいるのがふつうです。

でも、その人とあなたはまったく別個の人間。40代でもとても順調に妊娠、出産する人もいますが、それは圧倒的に少数派です。有名人の高齢出産お祝い報道と同じく、特殊なのです。

いまの自分、ちょっと先の自分がどのくらい産めるかを知るには、こうした特殊な例ではなく、あくまで〈平均〉を見てください。そこで、まずは「日本の女性が何歳で出産をしているのか」を図1でチェックしましょう。

最も産みやすい25〜34歳のあいだに64％、3分の2近くの人が出産していることがわかります。

気になるアラフォー世代の高齢出産を果たしたお母さんたちはというと、35〜39歳までで全体の21％。それが40〜44歳となるとガクンと減って、3・6％です。人数にすると、それぞれ21万1272人、3万7437人となります。

この数字をどうとらえるか……という話をする前に、この翌年、2013年にはどう変化しているかも一緒にチェックしましょう。35〜39歳で子どもを産んだ女性は1％増、人数にすると1万4208人増えています。40〜44歳でも0・

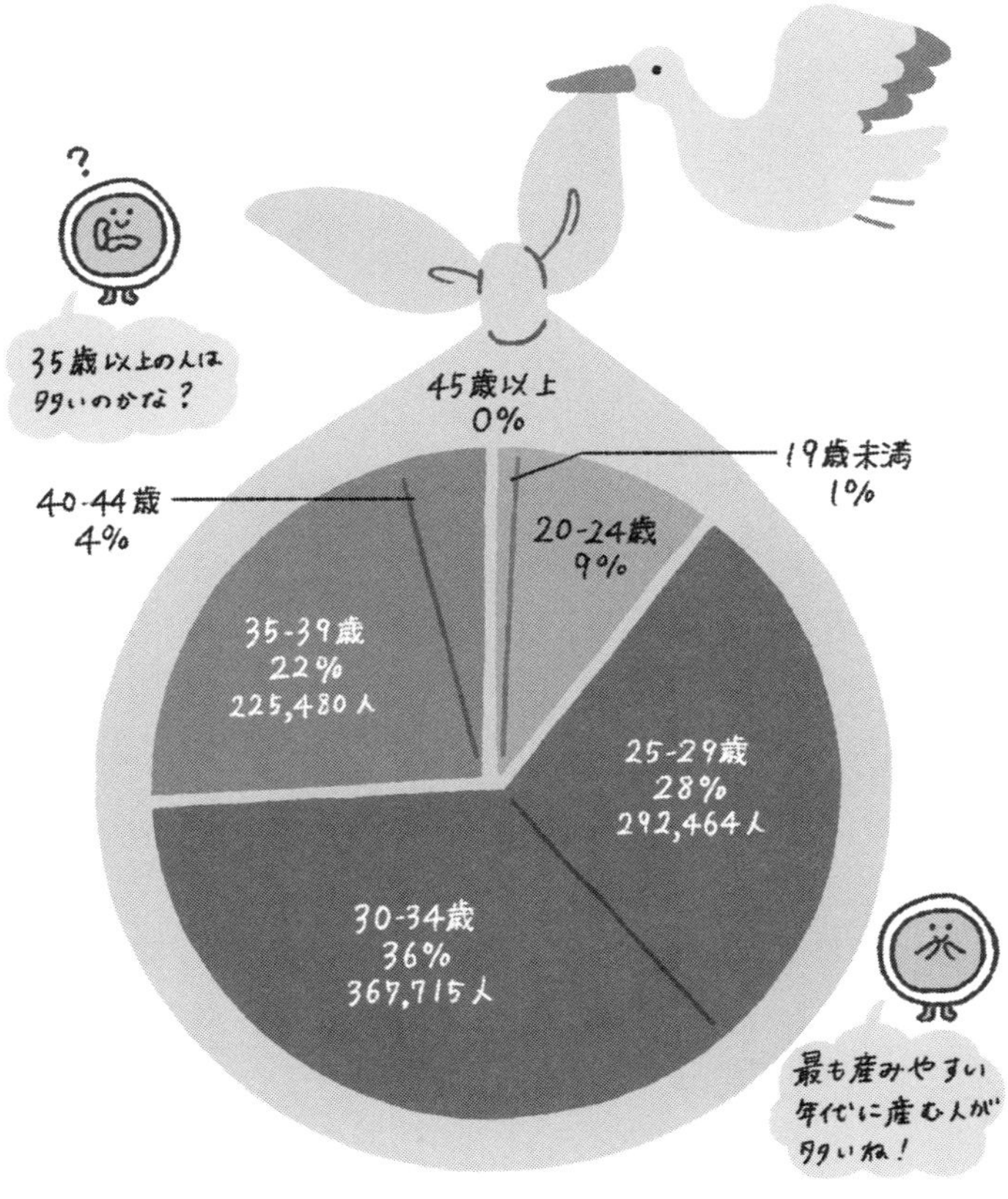

図１　母の年齢別、出生数および出生率　『母子保健の主なる統計ー平成25年刊行ー』より

5％増、4594人の増加です。

アラフォーで出産をする人はたしかに増えています。だったら私も……と、そこに希望を感じる人もいるかもしれませんが、その判断はもうしばらく待ってください。

まず、この数はあくまで「出産をした人の数」です。第一子なのか、第二子なのかはここでは特に問われていません。

同じアラフォーでも、第二子であれば事情は変わります。一度、出産を経験すると子宮のまわりの血管がたくましくなり、そのままキープされるので、妊娠しやすいのです。高齢妊娠のリスクはあるので、出産にいたるまでは慎重にすごす必要がありますが、未妊の女性と比べると妊娠率はアップします。

悲しい選択＝中絶から見えてくること

ここでもうひとつの図2を見ましょう。

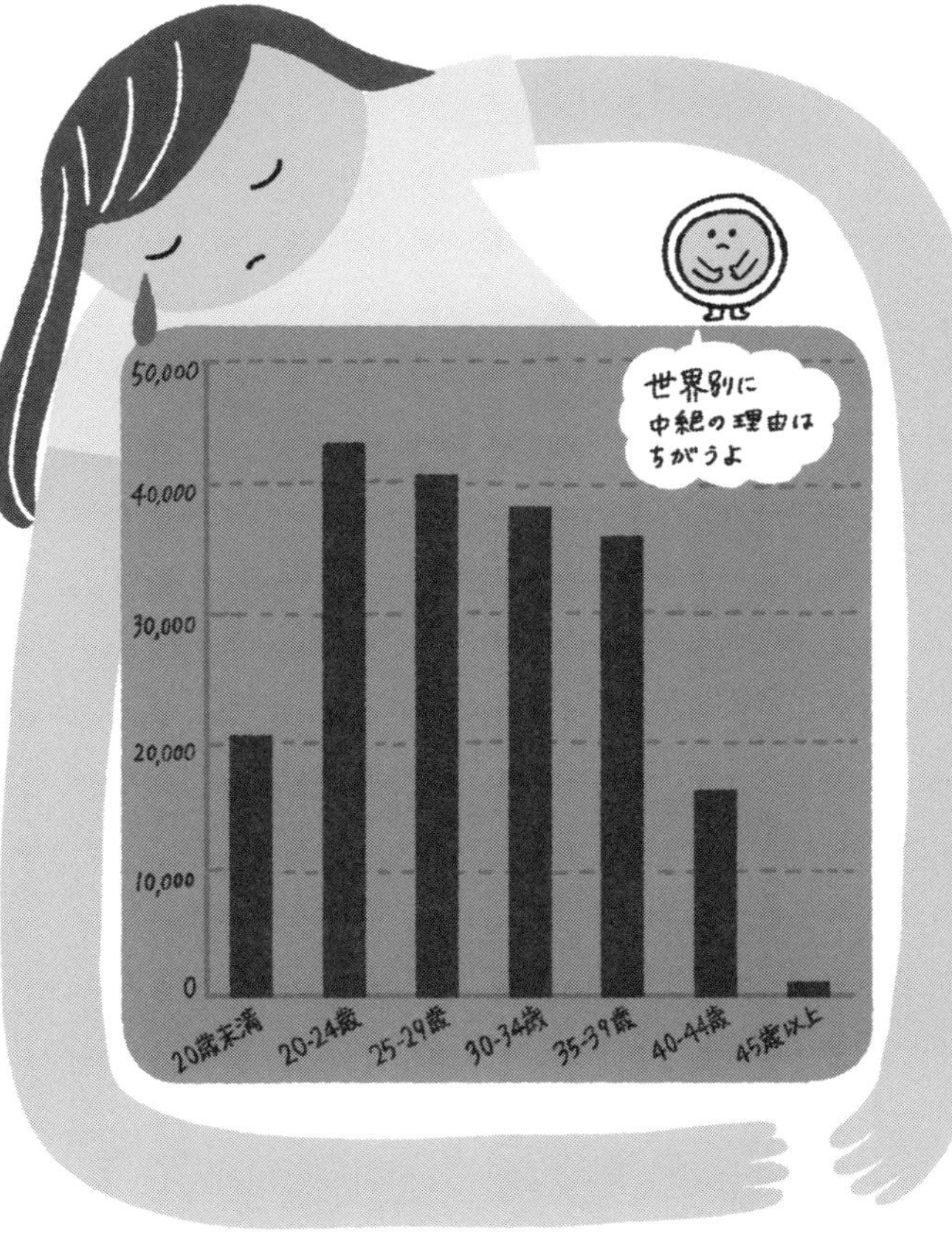

図2　年齢別、人工妊娠中絶件数　『母子保健の主なる統計ー平成25年刊行ー』より

妊娠はしたけれど、なんらかの事情で産むという選択をせず中絶する人の数は、かなりの数にのぼります。新しい命を望む人がいる一方で、授かった命が消えていくというのはなんとも皮肉な話ですが、これもひとつの現実です。

図1では出産した人の数なので、図1と図2を合わせた数が、この年に〈妊娠〉した人の総数です。35〜39歳、および40〜44歳でもけっこうな数がいると思われるでしょうか？

中絶する主な理由は、世代によって変わります。

20歳未満は経済的な事情や、まだ心身が未熟ゆえに出産に耐えきれないといった理由が多いと思われます。妊娠・出産に最も適した25〜34歳も、中絶件数は多いですね。妊娠したあとにパートナーと破局したり、そもそも相手が結婚できない立場だったり、または仕事を中断できない、したくない……などの理由もあるでしょう。

これも第一子に限った中絶ではありません。そして、それこそが理由となるケースもあります。35〜39歳では、経済的な理由から第三子以上を育てるのは無理という理由での中絶が多いと見られています。

そして、40～44歳、さらには45～49歳となると、妊娠してもその段階で、お腹の赤ちゃんに各種の異常が見つかる確率が上がります。障がい児は育てられないと判断する女性、出産に対するリスクは母子ともにほかのどの世代より高いので、その危険は冒《おか》せないと判断する女性……。つらくても現実的な判断をした結果の中絶が、この世代には増えます。

グラフから見える、40代妊娠の現実

さて、ここでアラフォー世代ではどのくらいの人が妊娠しているか、あるいは出産しているかがわかりました。

セミナーやカウンセリングでも、このお話は必ずします。

数字というのは不思議なものですね。〈3・6％〉と聞くと、ほとんどの方が「とても少ない」と感じます。でも〈3万7000人〉と聞くと、それは多いのか少

ないのか……。人によって反応がわかれます。

よくはわからないけど、望みさえすれば、自分は産んでいない側の40代ではなく、そちらの側に入れそうな気がする。だって、3万人以上もいるのだから……という楽観的な考えの持ち主もいます。

数字を重んじる私のような科学者からすれば、まったくもって、ポジティブにとらえられる数字ではありません。

たとえば、気象予報士の合格率が約5%といわれています。これは、相当にむずかしい資格です。誰もが簡単にそこに入れるものではありません。ただ、資格試験は努力すれば希望が見えてきますが、こと妊娠に関しては努力でどうにもならない要素のほうが多いのです。

中絶した人の理由をふり返っても、アラフォー世代がいかに産みづらいかがわかります。何人でも育てられる環境にあり、自分も赤ちゃんも健康に出産できることがわかっていれば、中絶という選択はしなかったのに……という人も、このなかにはきっと大勢、含まれています。

では現実に、アラフォーで出産したとき障がい児が産まれる確率は、どのくらいだと思われますか？　2％です。98％の赤ちゃんは、正常児として産まれてきます。自分自身がその〈2％〉に入る可能性は、この数字を見るかぎりとても低いですね。

けれども、障がいがある子どもを産むかどうかは、すべて女性が背負うことになります。私もこれから妊娠を目指す女性たちを脅すようなことは言いたくないのですが、これが現在の日本を取り巻く空気なのです。とても残念なことです。

女性ひとりが責められ、まるで責任を取らされるかのように、女性がひとりでその子を育てていく……。いくら子どもを愛していても、ひとりで養うのは大変なことです。その負担を身ひとつで受け止められるかな？　と考えて、「できる！」「ぜんぜん平気」と即答できないとしても、いたしかたないでしょう。

だから、産めない。中絶するしかない。――アラフォーの妊娠はそれだけ悩ましいのです。

結局、私の年齢だと どのくらい産めるの？

世代別の妊娠率はグラフが右下がり

これまで「25〜34歳が最も産みやすい」「35歳以上は産みにくい」といってきましたが、次に、どのくらいの人が妊娠しているのかを世代別に見ましょう。

図3を見ると、25歳という年齢でも、体外受精（自然妊娠となると、気づかずに流産していることもあるので統計がとれない）での妊娠率は約30％です。排卵日にセックスをして、卵子と精子が出会えば、この年代の女性は簡単に妊娠してしまうというイメージはありませんでしたか？

たとえ20代であっても、子どもがほしいと思ってすぐにできるわけではないと

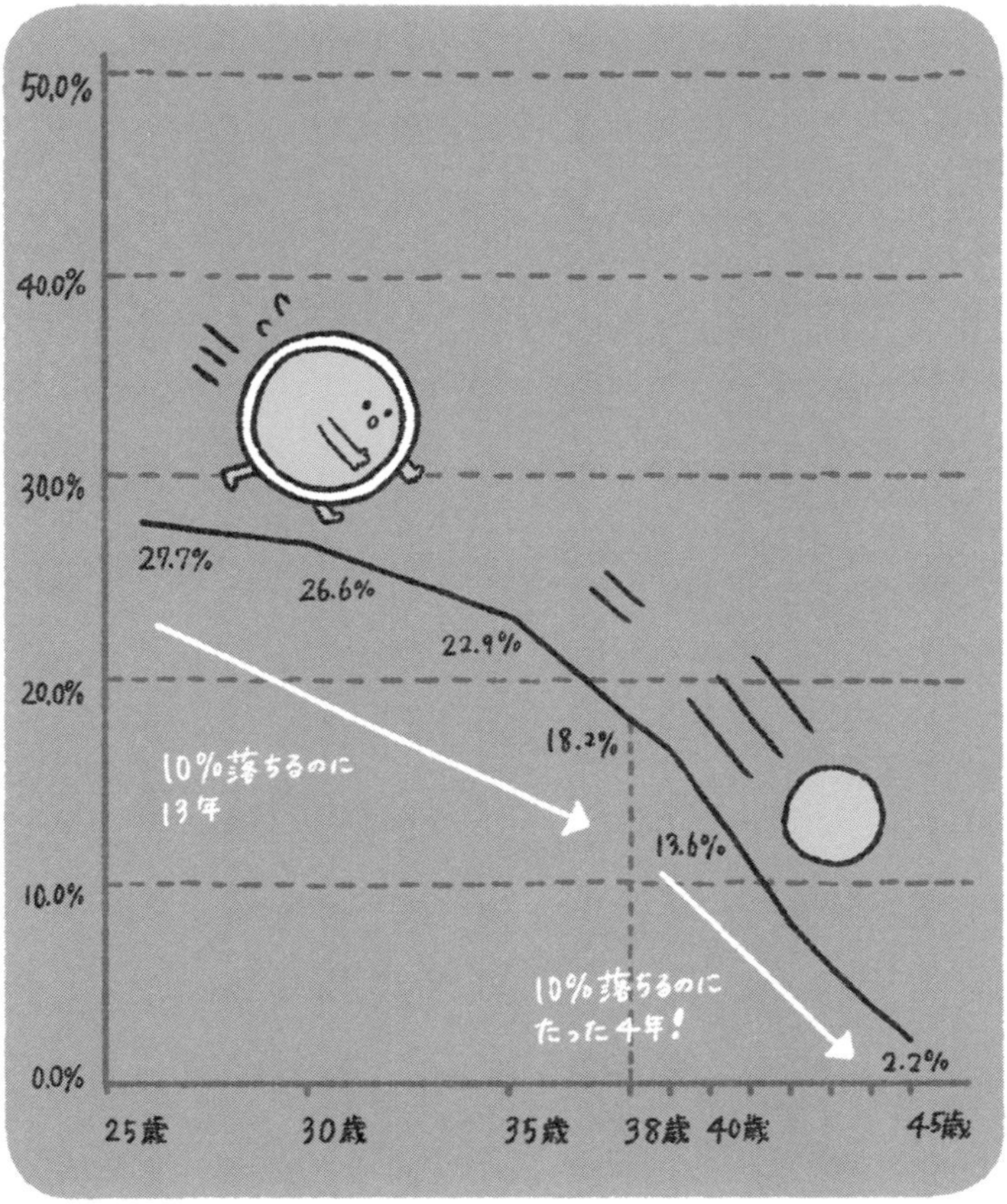

図3　年齢別の妊娠率　日本産科婦人科学会HPより

いうことが、これでおわかりいただけたと思います。

ただ、視線を図の右に移していくと、この〈3回トライして1回〉というのは、なんだかんだいっても高確率だとわかります。

そこから妊娠率は、減っていきます。増えることはありません。24歳から37歳までの13年かけてマイナス10％となりますが、そこからが速いのです。

3年後の41歳にはさらにマイナス10％。10回トライして一度、妊娠するかどうか……という確率まで落ちこみます。その1回目が今月来るか、10カ月後に来るかは誰にもわかりません。

なんだ、妊活をはじめて1年以内には妊娠できそうね、と思った方は大事なことを見落としています。

妊娠率より重視したい世代別〈出産率〉

妊娠＝出産ではありません。お母さんのお腹のなかに授かりはしたけれど、生

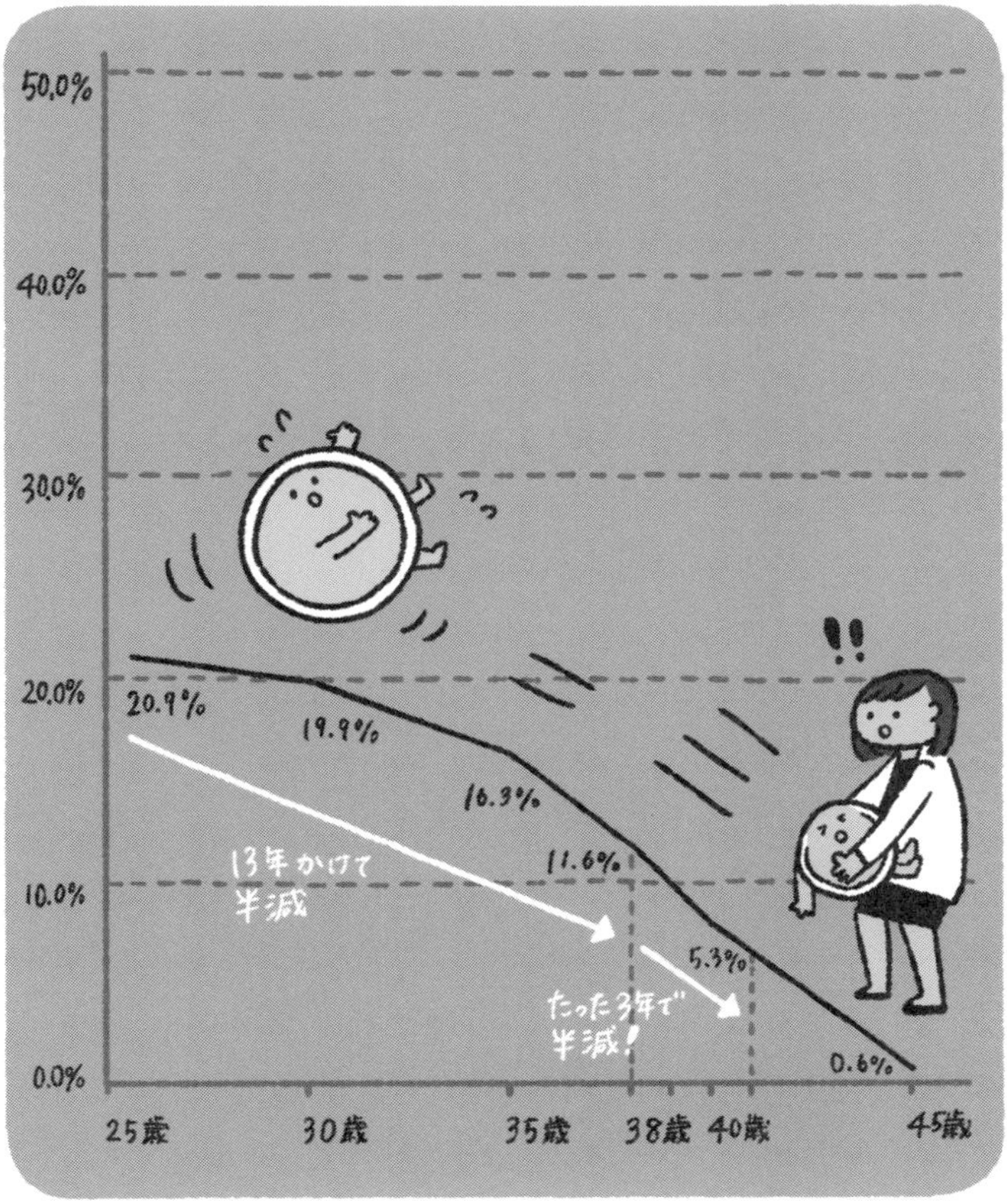

図4　年齢別の出産率　日本産科婦人科学会HPより

まれてこない命があります。前述のようになんらかの都合で中絶するのとは別に、ここで考えたいのは、〈流産〉というやはり悲しい現象です。

図3の数字から、産めなかった人を差し引いたのが、図4の〈出産率〉です。さらにシビアな現実が浮かび上がってきました。38、39歳で10%というのも大変厳しい数字として受け止めなければなりませんが、パーセンテージはここから坂道を転げ落ちるように下がり、41歳には5%になります。20回トライして1度産めるかどうか。または、この年齢の女性が20人いて1人産めるかどうか……。

みなさんがしたいのは〈妊娠〉ではなく、あくまで〈出産〉ですよね。医学の力を頼っても頼らなくても妊娠までする人は一定数います。その喜びをかみしめるのもつかの間、赤ちゃんの命が消えてしまう……。身を切られるようにつらいことですし、妊活がまたふりだしに戻ってしまいます。

いつか赤ちゃんをその腕に抱くための道のりとはいえ、このくり返しが決して楽なものでないことは、たやすく想像できるのではないでしょうか。

妊活とは、パートナーとタイミングを合わせて自然妊娠を試みたり、不妊クリニックに通ったりすることだけを指すのではないと私は考えています。

自分自身がいま持っている可能性を踏まえ、では、何をしたらいいのかを考えること。そのときどきで想像力を働かせ、あとになって後悔しない選択をすること。それらをほかの誰でもない、自分自身で決めていくための心がまえや覚悟を持つこと――それが〈妊活〉です。

数字を受け止めてから、考えること

10％にしろ、5％にしろ、とても低い数字です。セミナーやカウンセリングでこの数字をお知らせすると、絶句する女性もいれば、「ウソですよね？」と数字を疑う女性もいます。科学者は数字にウソをつきません。なのに、それでも「大丈夫、私は5％に入る」と言い聞かせる女性もいます。

数字に自分が傷つけられた、否定されたと感じる人……。それもいたしかたのないことでしょう。自分が思い描いていたことと、現実とのあいだに大きすぎるギャップがあればショックです。

でも、この現実を見ないまま妊活をするとどうなるでしょうか？

それでも、運よく赤ちゃんを授かることはあります。うまくいったら結果オーライですよね！　何もかもが丸くおさまります。でも、残念なことに子どもを授からなかったとき、

「最初から5％という数字を正しく理解していれば、不妊治療にここまで高額のお金を注《つ》ぎこむことはなかったかもしれない。もっと別の何か有意義なことをして人生を楽しく過ごすことができたかもしれない」

と思うこともあるでしょう。いま現実として受け入れなかったがために、将来よりいっそう傷つき、自尊心が保てなくなる……これではつらすぎます。〈知る〉ことひとつで自分が必要以上に傷つかずにすむということを、心の片隅に刻んでおいてください。

妊娠さえしたら無事に産めますよね？

年齢ごとに急増する流産という悲劇

流産率は、卵子が老化するにつれ上がります。老化した卵子は遺伝子のエラーを抱えていることが多く、いったん子宮内膜にくっついて着床したように見えても、そこで踏んばれないのです。

流産というと、とてもドラマチックで悲劇的な出来事だと思われがちですが、初期の流産は生理が重いときのようにドロッとした血のかたまりが出るだけです。

身体的には痛くもなんともないため、それが流産だと気づかない人も多いくらいです。

「私、妊活して一発で子どもができたんです！」という人がいますが、もしかしたらそれまでのあいだにも、妊娠し、こうして流産していたかもしれません。そのぐらいあっけないものなのです。

図5にあるとおり、40代での流産率は35％、30代後半でも30％は流産します。この数字を低いと感じる人は、それほどいないのではないのでしょうか。

妊娠10週まで持ちこたえると、流産が最も危ぶまれる時期は回避できたことになります。

ただ、不妊クリニックに通っているなかには、「やっと妊娠した！」とわかると、うれしさのあまりすぐに産科の病院に行ってしまう人が少なくないようです。4～5週もすれば妊娠検査薬で妊娠が判定できますし、特に体外受精を受けている場合は、早いと10日～2週間でわかることがあります。

そうして足どり軽く産科に行っても、悲しい思いをするだけに終わるかもしれません。

「あと2週間ぐらいのうちに生理のときのような出血があったとしても、ウチに

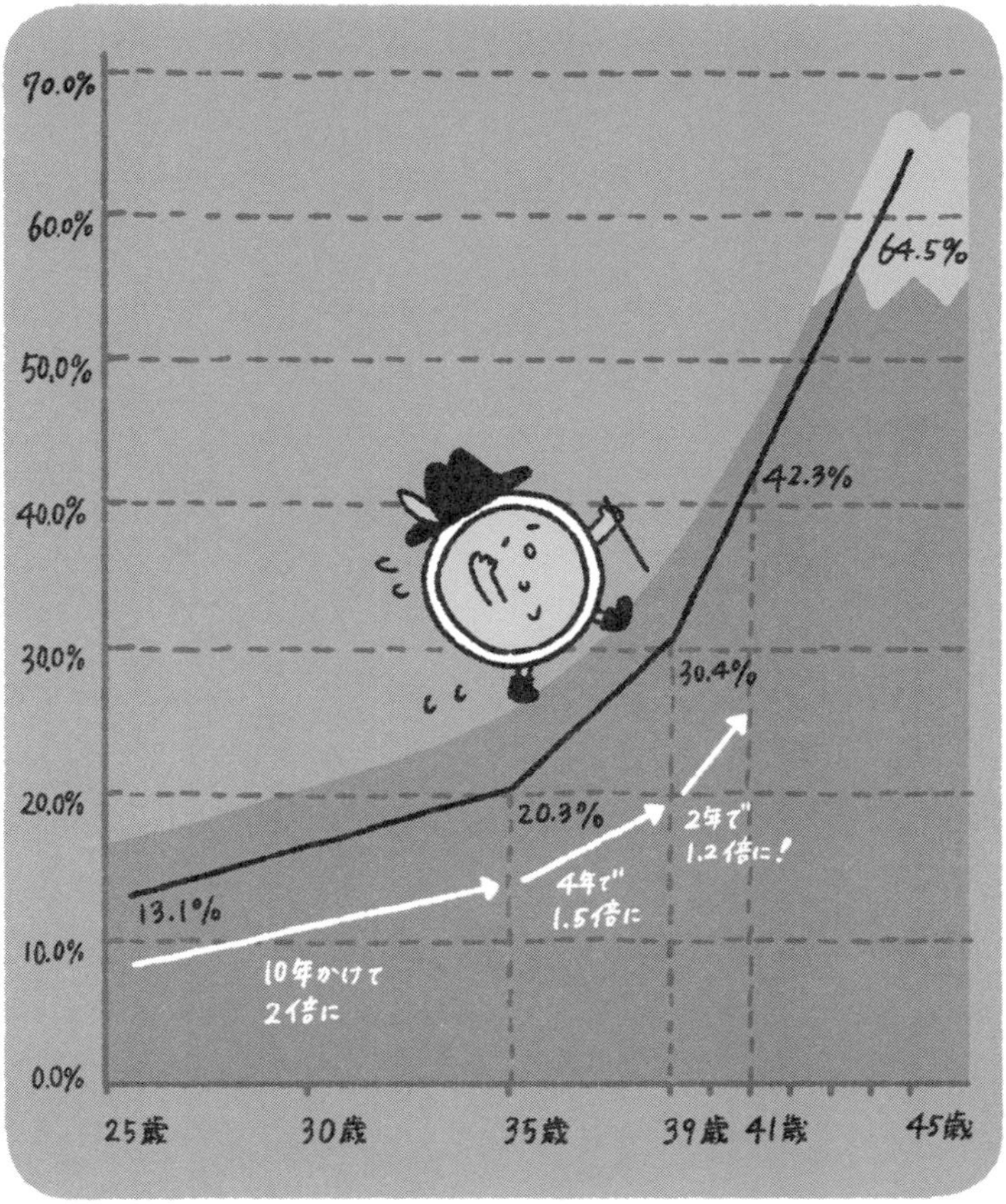

図5　年齢別の流産率　日本産科婦人科学会 HP より

は来ないでください。その時点で流産しているので、何もできないですから」

どこでもこのような残酷な言い方をするわけではありませんが、もっとことばを選んでほしい施設があるのはたしかです。「何もできない」のはウソではないにしても、これだけで女性は打ちのめされます。

不妊クリニックでは、妊娠しても10週までは経過を見て、〈胎《たい》のう〉と呼ばれる赤ちゃんが入っている袋と、心拍とを確認します。ここをクリアして初めて「産科に行ってください」といわれるのです。

デリケートな時期ですので身体は安静に、そして気持ちはできるだけ慎重に……というのが基本ですが、そこで勇み足になってしまうのも、無理のないことです。

不妊治療はストレスが強く、クリニックに通うのは楽しいイベントではないからです。

そこに通いつづけるのではなく、早く妊娠して産科に行きたいと誰もが心から望んでいます。産科の先生に診てもらいたくて、産科で「おめでとうございます」

といってもらいたくて……。産科の先生や助産師さんも、そうした気持ちを汲《く》んで対応していただきたいと切に願います。

とても切ないことではありますが、アラフォーで妊娠をしたら10〜12週で不妊クリニックからのGOサインが出ても、なおしばらくは、周囲に公表しないほうがいいでしょう。

赤ちゃんを産むまでは安心できない

流産しやすい時期を持ちこたえたからといって、安心できるわけではありません。妊娠満22週以後にお腹のなかで赤ちゃんが亡くなることを〈周産期死産〉といいますが、これもお母さんの年齢が上がるごとに増加します。

まずは83ページの図6を見てみましょう。

いちばん多い数字を記録しているのは、30〜34歳です。そして、25〜29歳も多いですね。35〜39歳も同じくらいですが、40代になると1ケタ減ります。

あれ、これまで25～34歳が産みやすいとさんざんいっていたのに……？　と気づかれたでしょうか。これは数字のマジックです。63ページの図1で見たように、この年齢は産んでいる人の〈絶対数〉が多いことを思いだしてください。

それをふまえて、図のグラフを作り直したものが、84ページの図7です。

今度は、出産数1000件に対して周産期死亡が何件あったのかを示しました。こうすると、年齢を重ねるにつれ件数も上がることが一目瞭然です。

これから子どもを産みたいと思っている女性は、「妊娠」をゴールだと思いがちです。アラフォーになって妊娠率が下がるということが理解できた人ほど、「とにかく妊娠したい」ということで頭がいっぱいになります。でも、そこはゴールではなくスタートです。

妊娠中ずっと不安におびえながら過ごせというわけではありません。妊婦ライフはできるだけハッピーに過ごしていただきたいと思っています。

けれど、これから妊活しようとしている人は、この現実も自分のなかにちゃんと織りこんでから、始めてください。

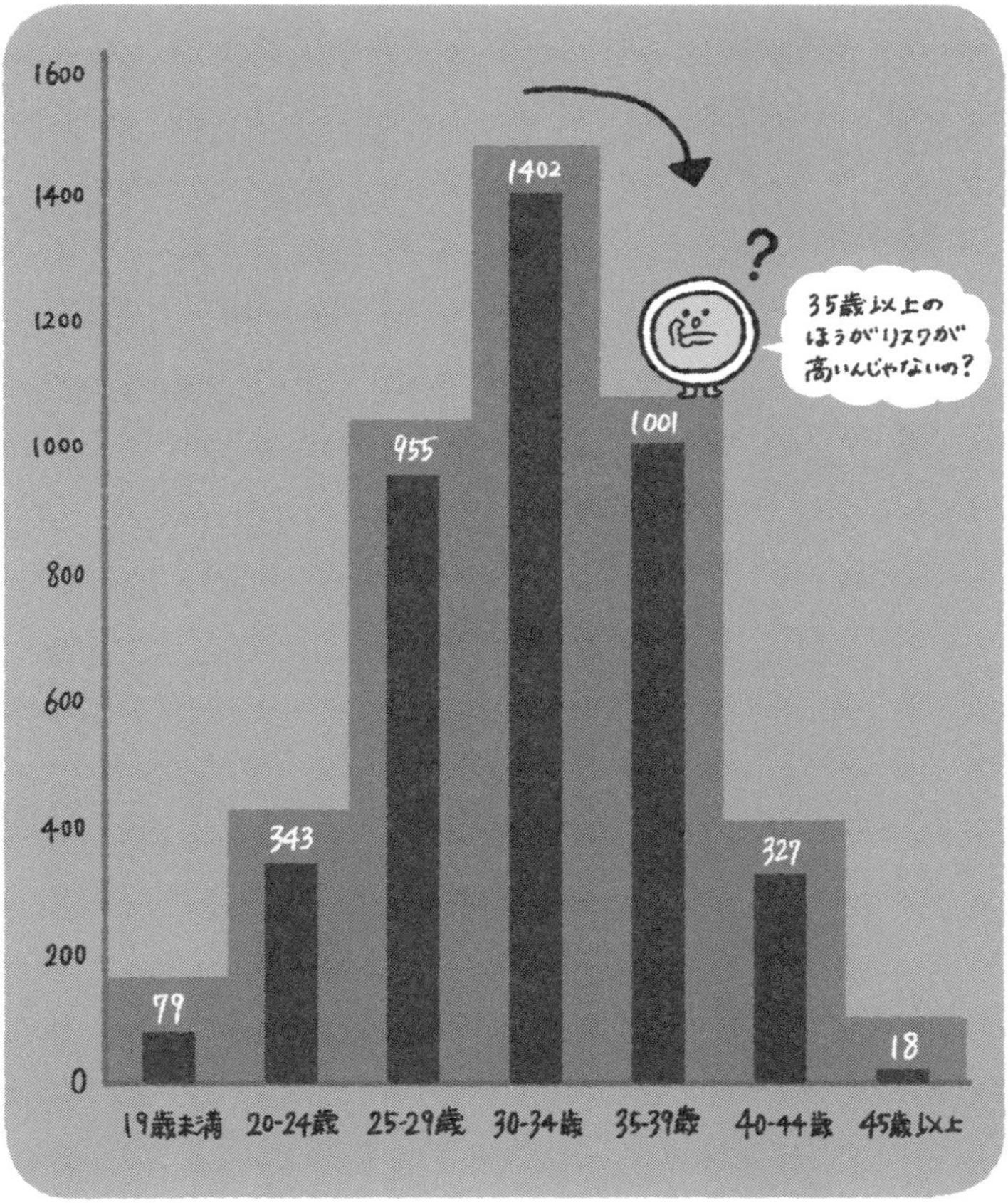

図6　母の年齢別、周産期死亡数　『母子保健の主なる統計ー平成25年刊行ー』より

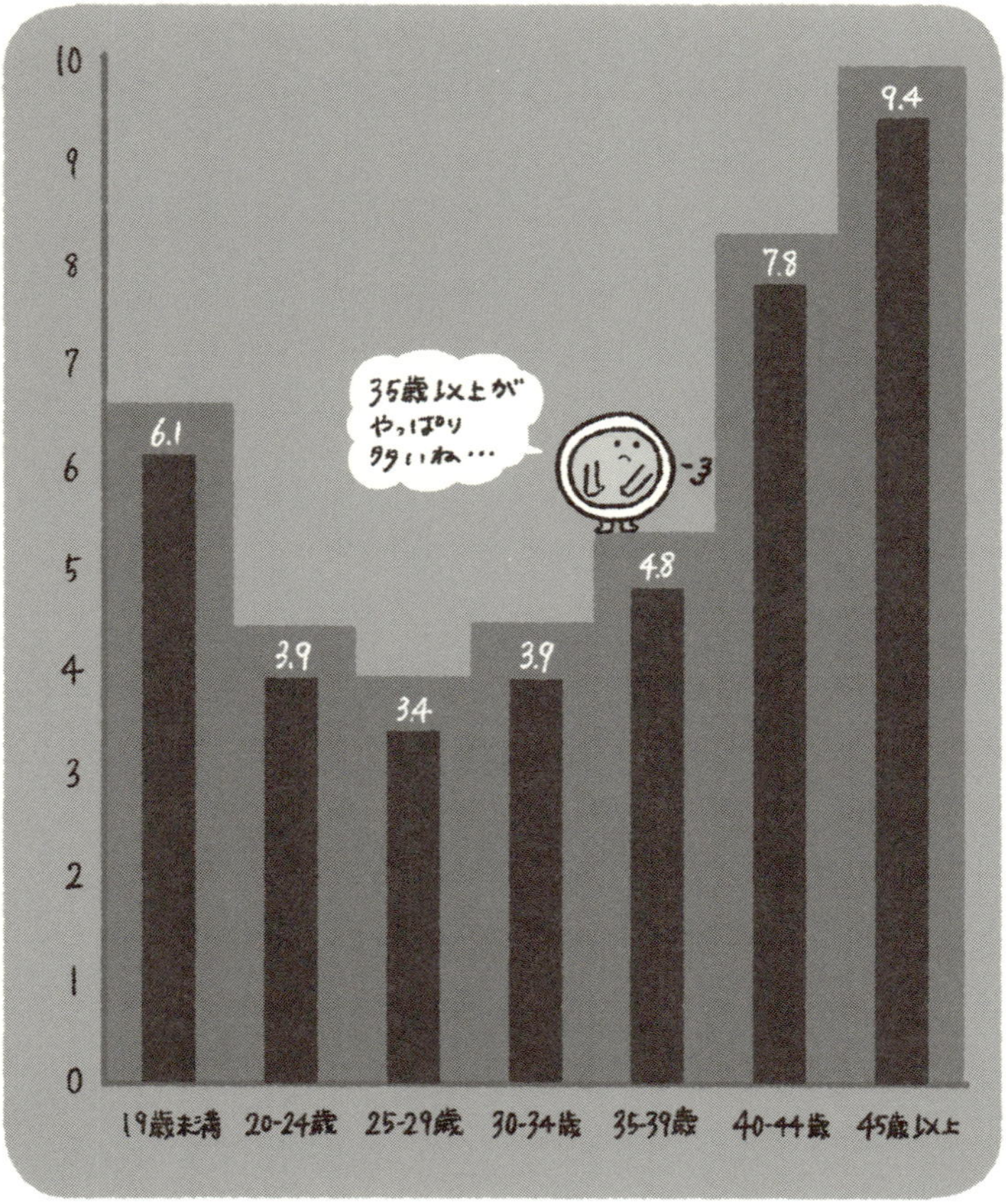

図7　1000件あたりの周産期死亡件数　『母子保健の主なる統計ー平成25年刊行ー』より

そして、妊娠してからは安静を心がけ、一つひとつの段階を楽しみながら、後悔のないようお腹にいる赤ちゃんを精いっぱい愛する――これがお母さんにできることのすべてです。

日本は安全にお産できる国だけど……

危険があるのは、赤ちゃんだけではありません。

昔のお産は命がけだったけど、いまはそうでもない……というイメージをお持ちではないでしょうか？　医療の進歩によって〈妊産婦死亡率〉はたしかに減っています。日本は世界一安全にお産できる国ですが、いまでも国内で年間30～40人の女性が、お産のときのなんらかの事故で亡くなっています。

ここでも出産する母体の年齢が上がるほど、死亡率は上昇します。図8にあるように40歳での死亡率は、20歳でのそれと比べてなんと6倍というデータもあります。高齢妊娠がハイリスクといわれる理由のひとつです。

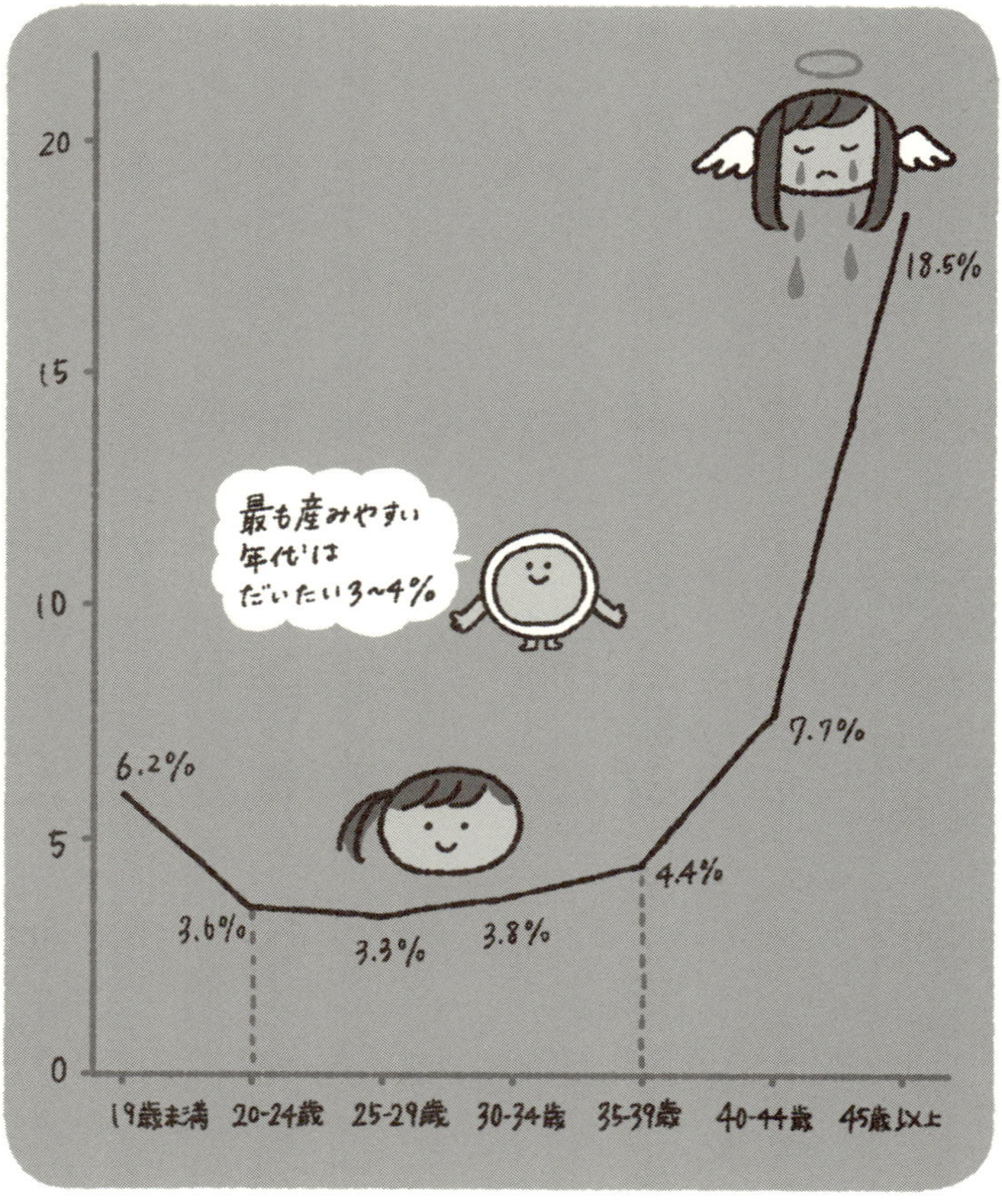

図8　年齢別、妊産婦死亡　『母子保健の主なる統計―平成25年刊行―』より

血管が弱くなってきているため、血液のかたまりで肺の動脈が詰まりやすい。あるいは、妊娠前は正常だった血圧がぐんぐん上がりやすい……。高齢出産ではそうした病気が起こりやすくなり、最悪の事態に陥ることもあるのです（血圧については年齢によるものではなく、そうなりやすい家系の場合もあるため、若い妊婦さんでも深刻になることがあります）。

高齢になるほど〈前置胎盤《ぜんちたいばん》〉も増えます。これは、赤ちゃんの上（母体のお腹側）にあるはずの胎盤が、赤ちゃんの下（子宮の出口）のほうにできるというもので、母子ともに貧血状態になるため、早産のリスクが高まります。

また、通常なら、出産はまず赤ちゃんが出て、その後に胎盤が出るという順番です。これを後産といいますが、前置胎盤で赤ちゃんが出るより先に胎盤から出血すると、たいへん危険な状態に陥る可能性が高まります。最悪の場合、お母さん、赤ちゃんともに失血死することも……。

なぜ高齢になるほど前置胎盤が増えるのかはまだわかっていませんが、妊娠31週目ぐらいまでには診断されるので、帝王切開で出産することになります。

今後の人生で何を優先していくのか？

数字がたくさん出てきましたね。

しかもそれが「いつか赤ちゃんがほしい、きっと産めるはず」という楽観的な気分に冷や水をあびせるような数字ばかりで、心が沈んでしまった方もいるでしょう。「私はもう子どもを産めないのかもしれない」と絶望的になった方も少なくないと思います。

私は何もみなさんを悲しませるために、この数字をお知らせしたのではありません。

「妊娠率も出産率も低い」ということをなんとなくしか知らないと、「まだ大丈夫」と先送りにしがちです。けれど、この数字を知ったあとは、そうは思えないでしょう。

すでにアラフォーにさしかかっている女性はもちろん、いま30代前半で「もうちょっと先でいいかな」と思っていた女性も、この先の人生で何を優先したらいいのかが自然と見えてきますよね。

「しばらくは仕事をセーブして、パートナー探し、エア妊活を始めよう」

「結婚はまだ先でいいと思っていたけど、いまの彼と一度話しあおう」

と思った人も、

「これだけ確率が低いのなら、１年間、自然妊娠にトライしてできなければ、別の人生を考えよう」

と思った人も、ただやみくもに子どもを望んだり、妊活や不妊治療をしたりするのと比べ、ずっと賢く、無駄なく行動できるはずです。

それぞれの段階において、精神的な負担もずいぶん減るでしょう。いまはこれらの数字に傷ついたとしても、長い目でみればより大きな傷を回避できることになるのです。

アラフォーの女性に、「私は妊娠できますか？　無事に出産できますか？」ときかれたら、私は、

「妊娠する力は人それぞれだし、パートナーにもよるけれど、高齢になるほど妊

娠しにくくなるのは動かしようのない事実です」

と答えます。ここまでがんばって一緒に数字を見てきたみなさんなら、その意味がおわかりいただけますよね。

アラフォーになると、妊娠するのは20人に1人から、それ以下です。妊活をすごくがんばってもそのひとりに入れない人もいれば、何もしていないのにひょっこり妊娠する人もいます。皮肉な話のようですが、妊娠も出産も、科学や医療の力だけではどうにもできないことが、まだまだたくさんあるのです。

卵子の老化によって、妊娠しにくくなるのもそのひとつ。

次章では、これから産みたいみなさんが最も気になっているであろう〈卵子老化〉にせまります。

第3章

私たちが向き合う卵子老化と高齢不妊治療

卵子が老化したら、どうなっちゃうの？

老化は、見えないところにあらわれる

卵子の老化というけれど、いったいどういうこと？

肌と同じようにハリがなくなってシワが隠せなくなるのかな？　それともくすんで見えて、ああ、これはいかにもヨボヨボだという感じなのかな？

みなさん、そう疑問に思われていますよね。どれもハズレです。

卵子を採り出してみるとわかるのですが、20代の卵子も40代の卵子も見た目は同じです。ふたつ並べられると区別がつきません。私は人間だけでなくいろんな生物の卵子を見てきましたが、どの生物の卵子も、若いものと老化したものとは

見分けられないのです。

私たちが卵子を見るときはもちろん顕微鏡を使いますが、もっと高性能なものを使わないと見えない小さな小さな世界――〈染色体〉に、卵子の老いはあらわれます。

女性は生まれたときすでに、卵巣に200万個ほどの卵子を持っています。後述するように、そこからどんどん数を減らしながらも、初潮が始まって以降は、基本的に毎月1個を排卵していきます。

その出番がくるまで、卵子たちはずっと卵巣で眠っています。お休み中の卵子は、まだ未熟だといっていいでしょう。

正確にいうと、この未熟な卵子は〈卵母《らんぼ》細胞〉といわれます。この細胞は卵子になるために、〈減数分裂〉をおこないます。高校のときに生物の授業を選択していた人なら、聞き覚えがあるかもしれませんね。

〈減数分裂〉は2回おこなわれますが、その1回目、卵巣のなかの卵母細胞は〈第一減数分裂〉を終えた状態で眠っています。

排卵をきっかけに〈第一減数分裂〉が始まり、これが完了すると、やっと成熟した卵子になります。

図9を見てください。分裂のたびに、染色体も分離します。新しくできるふたつの細胞それぞれに、染色体がきれいに分配されるはずなのですが、卵子が老化するとこれがうまくいきません。ひとつの卵子に23本あるはずの染色体が24本になってしまいます。この状態で精子と出会うと、染色体にエラーがある受精卵ができるというわけです。

この受精卵が正常に育つのはむずかしく、また子宮にくっつく〈着床〉がうまくいきません。もう一歩がんばって着床までできたとしても、その場に踏んばりきれずに流れていく……。これが、〈流産〉です。

こうして母体の年齢が上がるほど、流産する率も上がります。染色体にエラーがある卵子は赤ちゃんになりにくく、10〜12週を待たずに血液と一緒に流れ出てしまいます。

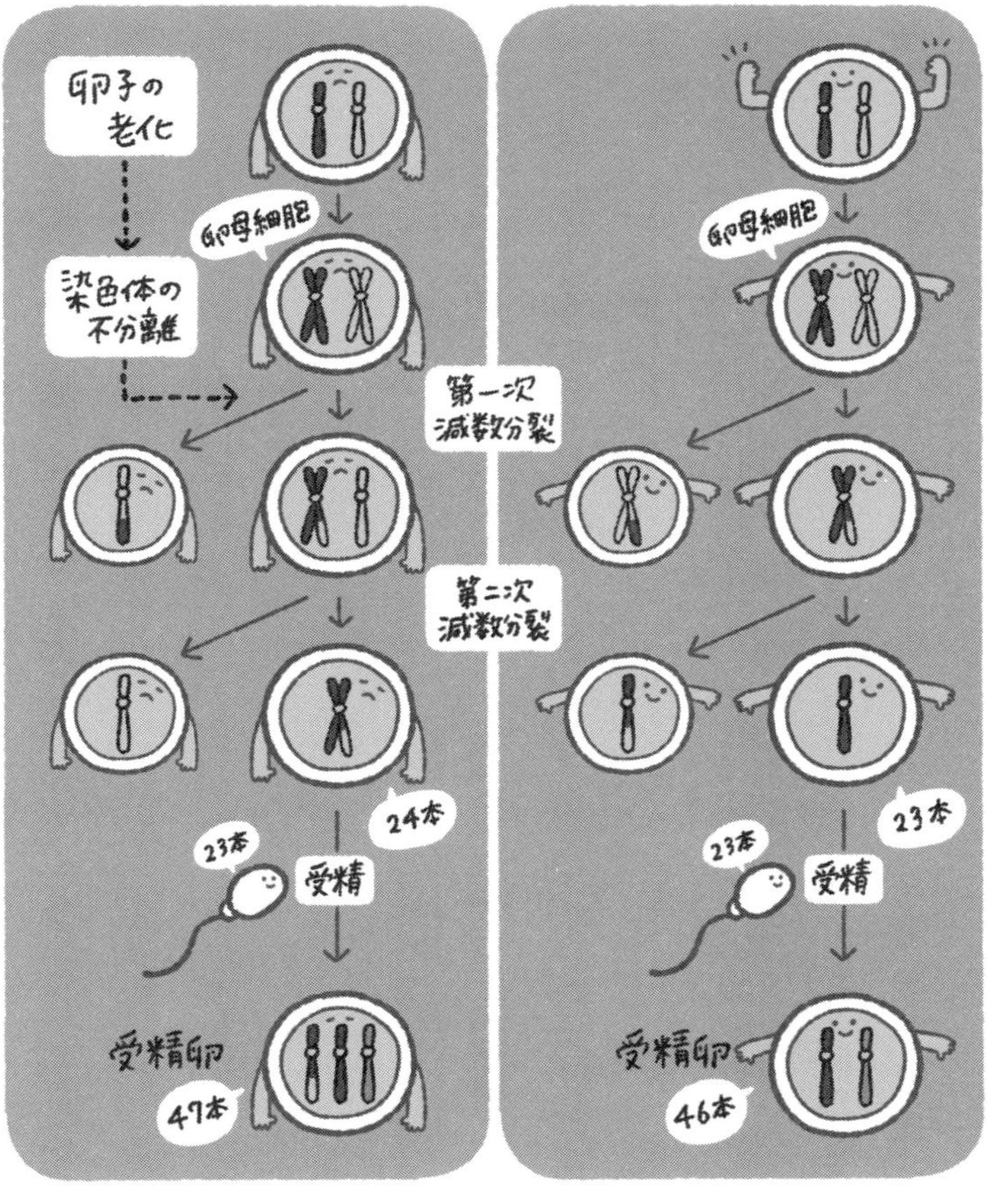

図9　卵子の老化と染色体分離

卵子の老化が、障がい児を増やす？

「高齢出産では障がいを持った赤ちゃんが産まれやすい」という話を、みなさんどこかで聞いたことがあるでしょう。40代の妊娠中絶率は少なくありませんが、子どもに障がいが見つかったから、これ以上お腹で赤ちゃんを育てるのをあきらめる……という理由が多いと考えられています。

染色体のエラーによって引き起こされる赤ちゃんの障がいは、いくつもあります。代表的なのが、ダウン症候群（ダウン症）です。

母体の年齢によってその発生率がどれだけ左右されるかを、次の図10が教えてくれます。

〈ダウン症発生率〉も〈なんらかの染色体のエラーの発生率〉も、35歳から急にアップするのが見てとれますね。卵子の老化が加速度的に進むといわれている年齢と、ちょうど一致します。

世の中を見回して「誤解が多いなぁ」と感じるのは、染色体のエラーは卵子だ、

年齢	自然妊娠率※	流産発生率	なんらかの染色体異常の発生率	ダウン症発生率
25歳	25-30%	10.0%	1:300	1:1000
30歳	25-30%	10.0%	1:300	1:700
35歳	18.0%	25.0%	1:134	1:300
40歳	5.0%	40.0%	1:40	1:90
45歳	1.0%	50.0%	1:11	1:22

※1回の月経周期での確率

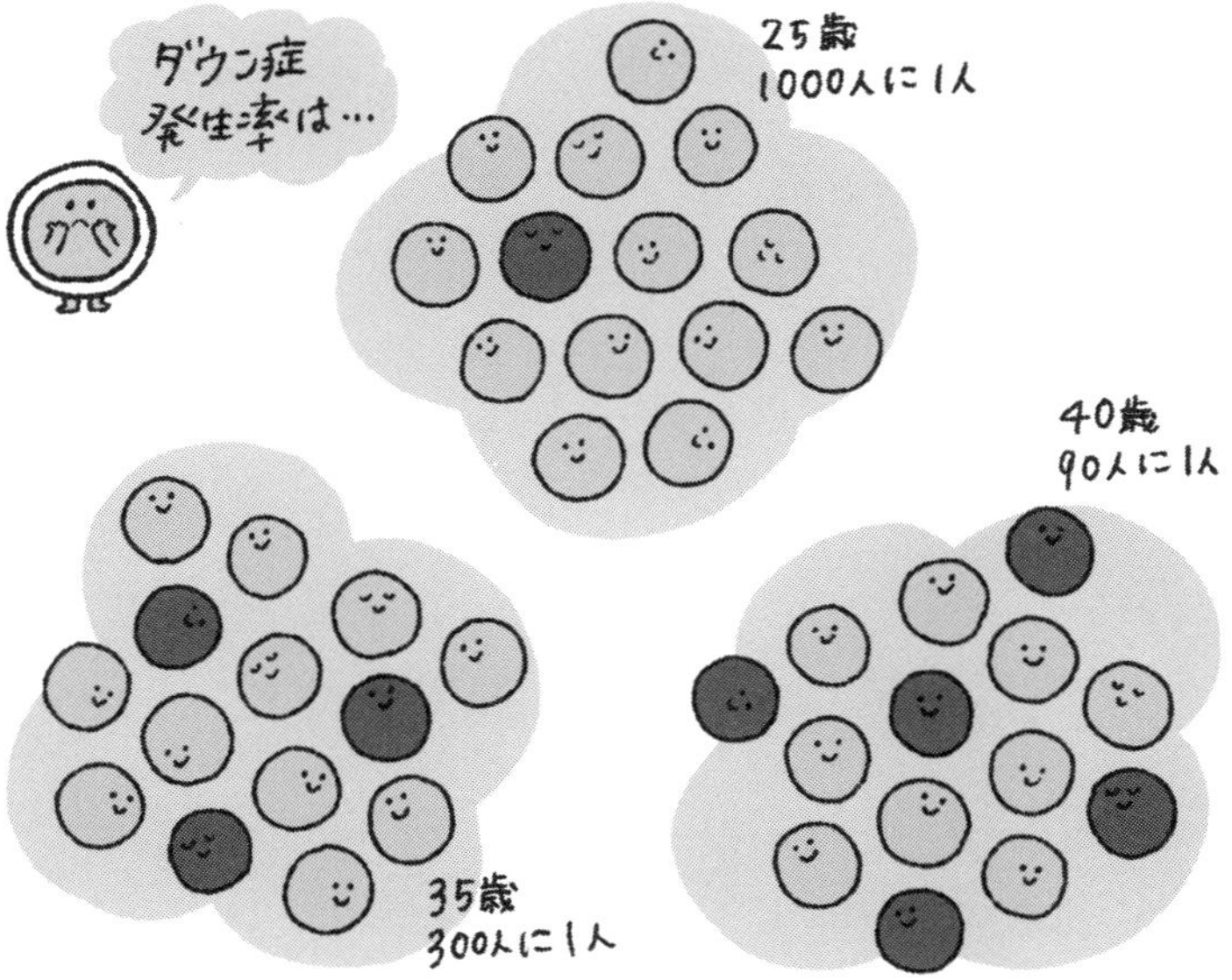

図10　年齢別、自然妊娠率、流産発生率、ダウン症などの発生率比較　『母子保健の主なる統計ー平成25年刊行ー』より

けによってもたらされると思われていることです。少ない割合とはいえ、精子が原因の場合もあります。

この理解がないために、障がい児が産まれたとき「卵子が老化していたからだ」と女性だけのせいにされる悪《あ》しき風潮は、どうにかしなければなりません。

アラフォーになると障がい児を妊娠しやすい、そうなったら自分のせいにされてしまう……と恐れて、「産みたいけど、産めない」女性がさらに増えるとなると、これは由々しき問題です。

妊娠中に赤ちゃんの障がいがわかったら

ここ数年は、〈新型出生前診断〉も何かと話題にのぼるようになりました。ウミドキを意識する女性なら、必ずどこかで目にしたことがあるでしょう。

何が新型なのかというと、お母さんから血液を採取し、それによって赤ちゃんの染色体のエラーを調べられるという簡便さです。２０１３年から実施されましたが、母体への負担が少なく、手軽に検査できるため、７７４０人の妊婦さんがすでに受診しています（２０１４年、朝日新聞の調査）。

でも、この検査ですべての先天性異常がわかるわけではありません。生まれてからでないとわからない異常もありますし、出産時のトラブルで障がいが残ることもあります。あくまでその時点で異常がないことを確認する検査だということを理解してください。

障がいがある子を産んでも育てられない――それはとても現実的な選択です。診断を受ける前から「異常が見つかったら中絶する」と決めている人がいても、やむをえないことでしょう。この診断が導入されて１年目の調査では、７７４０人中、陽性（異常がある）と診断され、さらに羊水検査も経て異常が確定した人、計１１３人が中絶を選びました。

障がいがあってもなくても、お腹に宿っているのはひとつの命です。検査前に、「どういう結果が出たら、どういう選択肢があって、自分たちは何を選ぶのか」ということをよく考えてください。

悪い検査結果を聞いて動揺し、ふたりして深く考えることができないまま突発的に中絶してしまうと、二度とその赤ちゃんには会えません。冷静に対応すれば、「やっぱり異常はなかった」とあとになってわかるかもしれないのに……。

なぜなら、この新型診断は１００％正確とはかぎらないからです。さらに詳しく検査をしたら実は正常だったという、〈疑陽性〉の可能性もあります。特に20代の若い妊婦さんで陽性が出た場合は、20％がこれにあたるといわれています。

より詳しい検査とは、〈羊水検査〉です。母体のお腹に細い細い針を刺して羊水を採取し、そこに含まれる赤ちゃんの細胞を調べるものです。

ただ、局所麻酔をするのでお母さんは痛みを感じませんが、突然針が入ってくるので赤ちゃんはびっくり！　出血が止まらなくなったりお腹が張ったりします。その結果、赤ちゃんが亡くなる可能性も３％ほどあります。しかし、医師が流産した赤ちゃんを確認したら正常児だった……ということも起こりえるのです。正常であるという証拠がほしくて20％の可能性に賭けて羊水検査を受けるのか、検査で赤ちゃんが死ぬ３％の可能性を避けるのか。熟考が必要です。

悲しい選択をする、その前に……

羊水検査は結果が出るまでに約2週間かかります。そのあいだは不安でいっぱいです。障がいのある子をちゃんと育ててあげられるのか、自分とパートナーがそれを乗り越えられるのか、経済的に困らないか……。

きちんと向きあうのもおそろしく、羊水検査をしないまま中絶を選ぶカップルもいるようです。最初の診断で陽性と診断されたうち、羊水検査を受けることなく中絶した人は7740人中3人いると報告されています。

〈20人に1人しか妊娠しない〉といってても自分がその20人中の1人になれると信じる人がいる一方で、この診断では〈20%の正常〉ではなく〈80%の異常〉に入ると思い込んで、中絶に気持ちが引っぱられる……。

楽しいことは信じて、不吉なことには備えておきたいということでしょうが、検査は占いではありません。数字という考える材料がある場合は、感情ではなく数字が意味するものを基準に考える習慣をつけてはいかがでしょうか？

というのも、中絶したからといって、すべてを「なかったこと」として忘れることはできないからです。〈障がいのある子を中絶した自分〉をいつまでも責めつづける人がいます。それではいくらなんでも、つらすぎます。

染色体のエラーによる障がいは、たしかに卵子老化が原因のひとつではありますが、若い女性にも起こりえます。染色体エラーを持つ卵子はあらゆる年齢の女性が持っている可能性があり、持っていない可能性もあります。たまたま今回は、そういう卵子が出てきただけ……誰のせいでもないのです。

さらに、男性側に原因がある可能性も忘れないでください。でも、ここで犯人探しをしても意味がありません。自分や誰かのせいにしているうちは、「もう一度、妊娠にチャレンジしよう」という気持ちにもなれないでしょう。

最後に、中絶を選ばないという選択肢についてお話します。たとえばダウン症ですが、ひと昔前と比べて、その子と家族を支える体制がずいぶん整っています。周囲の助けを借りながら一緒に生きるという未来も、一度シミュレーションしておきましょう。

卵巣年齢ということばを最近耳にしますが？

卵子だけでなく、卵巣もまた年をとる

卵子だけでなく、卵巣も年齢にしたがって機能を低下させます。

図11のように、卵巣では毎月〈卵胞《らんぽう》〉というカプセルのようなものが作られます。卵胞が成熟するとはじけ散り、なかから卵子が飛び出てきます。これが〈排卵〉です。残った卵胞は黄色の組織に変わります。〈黄体化〉といわれる現象です。その後は徐々にしぼんでいき、卵巣に吸収されます。

卵巣機能が低下すると、生理の周期が乱れたり、場合によっては40歳になる前に閉経してしまうこともあります。卵巣には女性ホルモンを分泌するという大事

な役割がありますが、これもストップするため、更年期の症状が始まります。

こうなると、赤ちゃんを作るのはますますむずかしくなります。生理が4~6カ月止まっている場合は、一度病院に行きましょう。卵巣機能低下は加齢でだけでなく、病気などが原因となって起こることもあるので、35歳以下の女性も十分注意してください。

卵巣から出る女性ホルモンには、血管を強く、柔軟にする働きもあります。高血圧にならないよう、卵巣ががんばっていてくれたのですね。アラフォーぐらいになると、卵巣も「あれ、もう産まないのね？　じゃあ私たちもそろそろ疲れてきたのでお休みします」となります。

高齢出産のアラフォー妊婦は20代と比べて死亡率が6倍もあるお話はすでにしましたが、その代表的な原因である〈妊娠高血圧症〉や〈肺塞栓症〉は、この卵巣機能低下によって血管がもろくなることと大きく関係しています。肺塞栓症は、肺に血栓が詰まりやすくなるものですが、脳や心臓に出る場合もあります。

死亡とまではいかないまでも、麻痺などの後遺症が残ることもあります。

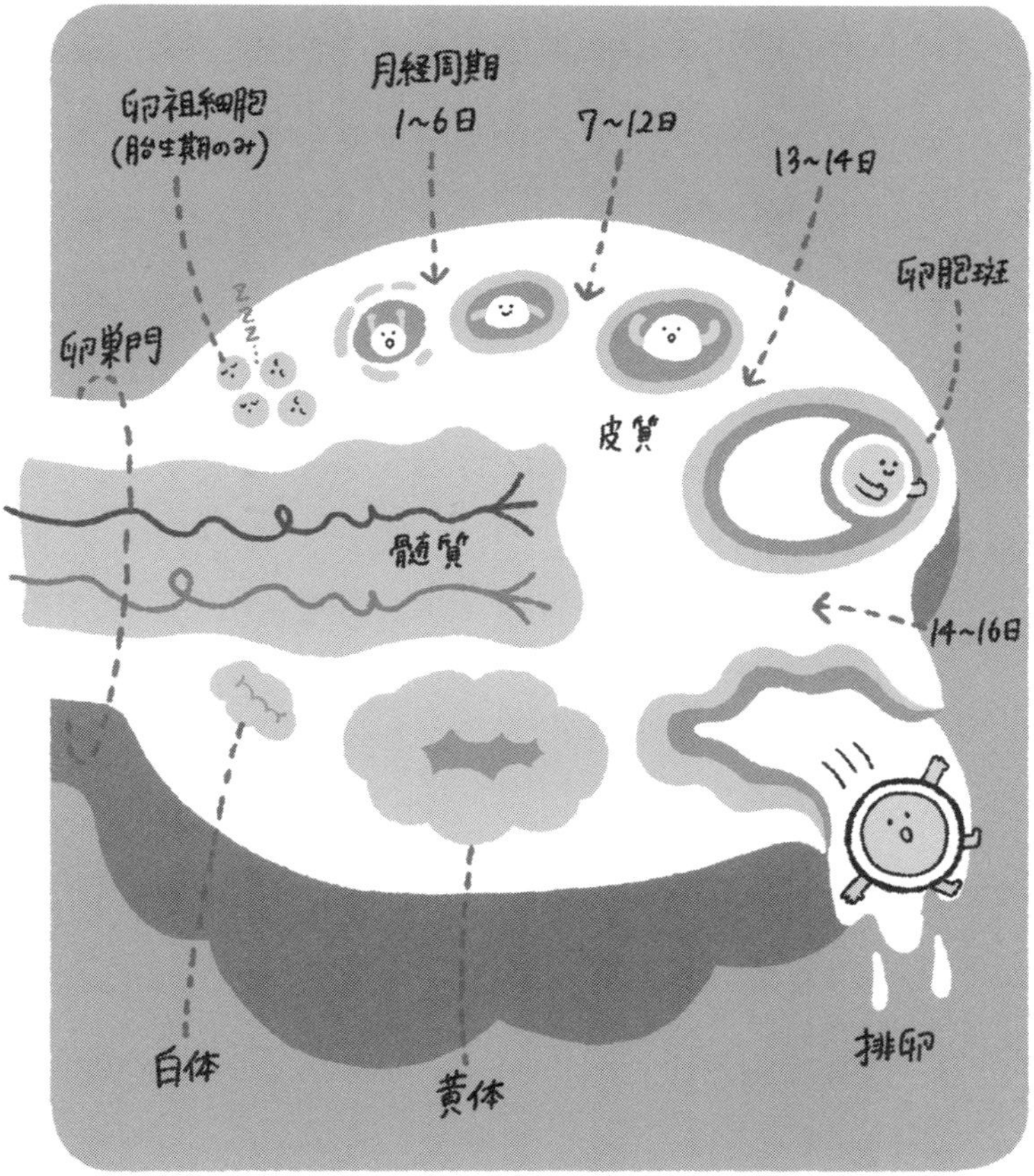

図11　卵子の一生

卵巣年齢が若くても、喜べない

妊娠を維持するために整えていた機能が徐々に失われていくアラフォー世代。砂時計の砂があとちょっとで落ちきってしまう。最後のひと粒が滑り落ちる前に、なんとか駆けこみで妊娠したい……。そんな女性たちが、最近とても気にしていることばがあります。

AMH《エー・エム・エイチ》――これを調べれば〈卵巣年齢〉がわかるといわれています。

正確には〈アンチ・ミュラーリアン・ホルモン〉といい、ホルモンの一種です。発育途中の卵胞から分泌されます。卵胞は前述したように卵子が入ったカプセルのようなものですが、そこから出るこのホルモンの値によって、卵巣に卵子がどれだけストックされているかを推し量るというわけです。

200万個ほどの卵子を持って産まれてきた私たちですが、卵巣で眠っているあいだに、何もしなくてもどんどん減っていきます。初潮が始まるころまでには30万個ほどになっていますし、毎月約300個ずつ減っていきます。排卵されるのは、そのなかのたった1個なのです。

聞けば聞くほど、卵巣年齢が気になってきませんか？　産婦人科や不妊クリニックで簡単に測ってもらえますよ。採血をし、1～2週間後には結果が出ます。その数字が高いほど卵巣年齢が若い、ということになるはずなのですが……。

これで「私、妊娠しやすいんだ！」と喜ぶのは、ちょっと早合点です。ＡＭＨはあくまで卵子の〈数〉を測るものであって、老化しているかどうかはまったく関係ありません。つまり、卵子の〈質〉は測れないのです。

さらに、高いからといって喜べない理由がもうひとつ。数値があまりに高いと、卵巣に古い卵胞がたくさん残っている可能性があります。卵胞はたくさんできるのに排卵しない体質を〈多嚢胞性卵巣症候群《たのうほうせいらんそうしょうこうぐん》〉といいますが、これにあたる人はＡＭＨが高いです。

より詳しくお話すると、ふつうなら排卵のあとに吸収される卵胞が、ずっと卵巣に残ってしまうのです。なかには発育途中の卵胞もあります。こうした、もう排卵することのない卵胞からもホルモンは出ます。検査ではそれもカウントされるため、卵子がいっぱい残っているように見えるのです。

この体質の女性は月経異常が起きやすいので、とても妊娠しにくいです。内分泌系の疾患や代謝異常など合併症が隠れていることもあるので、月経の周期が長かったり、たまにしか来なかったりという人は一度、病院で検査してもらったほうがいいでしょう。ホルモン検査や超音波検査でわかります。古い卵胞を取り除く手術や、ホルモン療法などで改善できます。

「赤ちゃんになる卵子は誰にもわからない」という意味が、そろそろ理解できてきたでしょうか？

ＡＭＨが高い＝卵子のストックがたくさんあったとしても、極端なことをいえば、赤ちゃんになれない卵子ばかりかもしれません。逆にＡＭＨが低くても、赤ちゃんになれる卵子が１個でもあれば妊娠する可能性はあります。つまりＡＭＨの結果は参考として胸にとどめておく程度にして、一喜一憂しすぎないほうがいいでしょう。

不妊治療で卵子老化をなんとかできますよね？

体外受精の成功率もやはり下降線……

さて、こんなことを考えている方もいるのではないでしょうか？

「卵子が老化していても、体外受精をすれば妊娠できるでしょ？」

ここでいう体外受精には、〈顕微《けんび》授精〉も含まれていると思われますが、ここでは「体外受精という高度な医療は卵子の老化をカバーできるのか」についてのみ、お話しましょう。まずは111ページの図12を見てください。

これを見てわかるとおり、体外受精であっても出産率は年齢とともに下がっていきます。35歳でも約15％。39歳で10％にダウンし、41歳を境に5％を切ります。

つまり、この医療技術をもってしても、卵子老化の問題を解決できないのです。

そもそも体外受精とは〈なんらかの理由で出会えない卵子と精子〉を、カラダの外で出会わせて受精卵にするというものです。その卵子と精子が赤ちゃんになる要素を持っていれば妊娠するし、なければ妊娠しません。

受精卵ができたとしても、使った卵子が老化したものであれば流産を起こしやすいということも、１１３ページの図13が教えてくれます。

若い卵子さえあれば妊娠率は上がる

自然妊娠であれ体外受精であれ、95ページで見た染色体のエラーを、卵子そのものが抱えていることに変わりはありません。まず受精するかどうかの関門があり、お母さんの胎内に戻したときに着床するかどうかの関門があり、そこで踏んばれるかどうかの関門があり……。

そのため、アメリカをはじめとする諸外国では、不妊治療において「自分の卵

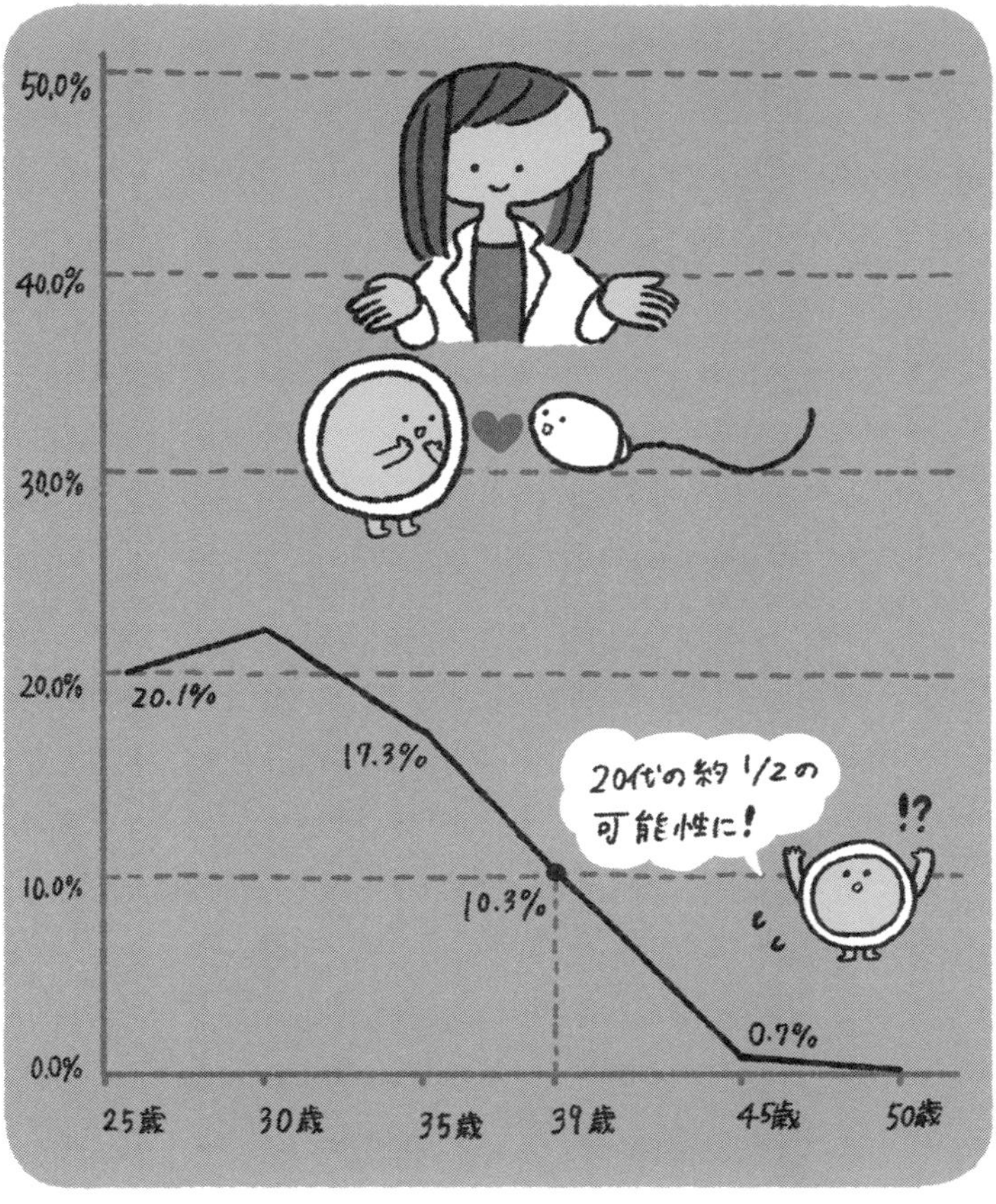

図12　年齢別、体外受精など1回あたりの出産できた割合　日本産婦人科学会「2012年 生殖補助医療データブック」より

子で体外受精の治療を受けられるのは37歳まで」という決まりをもうけています。38歳以上になると、体外受精をしても出産までこぎつけられないと、判断されているのです。

では、年齢制限のある国に住む38歳以上の女性は、自然妊娠をがんばるしかないのでしょうか？　実は、それよりもずっと確実な方法で妊娠を目指します。どうするかというと、若い卵子を買い、パートナーの精子と受精させ、自分のお腹で育てるのです。

これを卵子提供、または〈エッグ・シェアリング〉といいます。法律でも認められ、提供する機関も整備されているからこそできることです。

精子提供と同じく、日本では技術的には可能でも、それを実施する機関がありません。実質的に認められていないので、どんなに高齢でも自己卵子で体外受精するしかないのです。

このエピソードで何がわかるかというと、「アラフォー世代でも、若い卵子があれば妊娠しやすい」ということです。

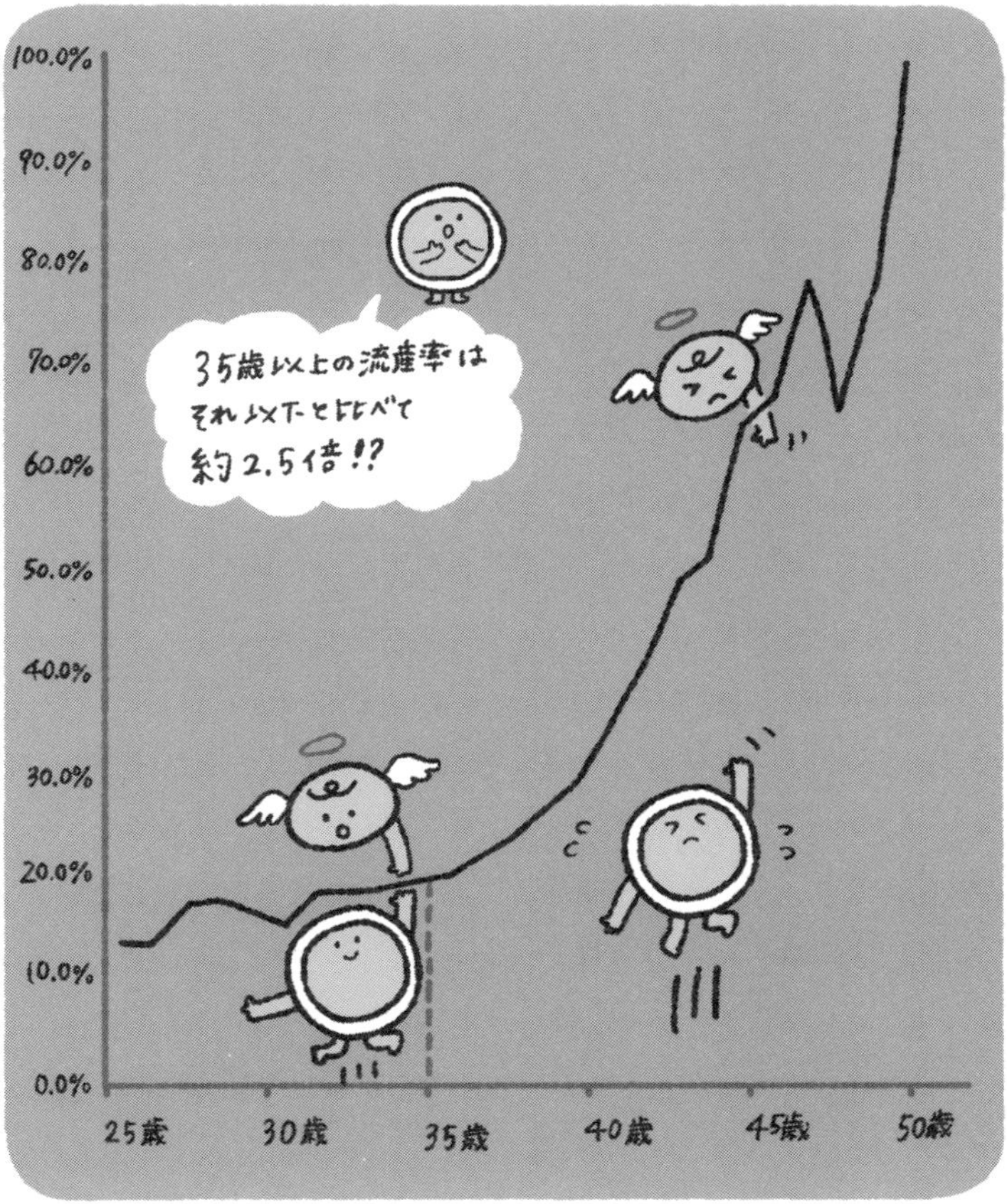

図13　年齢別、体外受精で妊娠した後の流産率　日本産婦人科学会「2012年 生殖補助医療データブック」より

次の数字は、卵子がこれだけあれば1回は妊娠できるだろうという個数を、年齢別に示したものです。

35歳の卵子　5個
40歳の卵子　10個
45歳の卵子　20個

40歳で10個……。この年齢で、自前の卵子を10個用意するのは、とても大変です。体外受精の前には卵巣を刺激して、卵子をたくさん作り、それを体外に採り出す手術をしますが、たいていの人は卵巣機能が弱まっているため、刺激に対して思うように反応してくれません。

これは個人差がほんとうに大きく、40代でも一度に卵子がいっぱいできる人もいます。が、そうはいっても若い人ほどには期待できない、というのが現場にたずさわる私の実感です。

一度の採卵で個数が少ないなら、それを何度かくり返せば……と考えられるかもしれませんが、卵巣刺激によってかえって卵巣の寿命を縮めることもあるのです。むやみに回数を重ねることは、おすすめできません。閉経してしまっては、妊娠どころではありませんものね。

さらに、コストの問題があります。

年齢が上がるほどに増えていく治療費

「40代で不妊治療をすると、ベンツ1台を買えるぐらいの費用がかかる」

これは、不妊治療の現場でよく耳にする〈あるある〉です。決して大げさではないことは、117ページの図15にもあらわれています。

これだけ予算をかければ子どもひとりを産めるという平均額が示されていますが、ある年代を境にして急にはね上がる様は、ほんとうに目を見張るほどです。

1回の体外受精でかかる費用は、30～70万円とされています。高いと思われるでしょうが、体外受精や顕微授精は先進医療のひとつですし、なんといっても自費診療です。

図15では、43歳にもなると平均1000万円を注ぎこんでやっと赤ちゃんをひとり授かれるとなっています。ここで気をつけてほしいのが、〈必ず〉ではないということです。いくら費用をかけたとしても、「絶対に授かる」という保証は得られません。急カーブは止まることなく、2年後の45歳には、なんと3000万円を超します。

お金をかけたからこそ途中であきらめられなくなる——そんな現象を見ていると、人の心はほんとうにむずかしいと感じます。何度失敗しても、

「ここまでやったんだから、次で成功するのでは」

「あきらめずにいたら、きっといつかは……」

という希望が胸から消えないのです。

体外受精は、〈ガラスの天井〉といわれます。「次こそは、次こそは……」と〈あきらめどき〉がわからず、何年も何年も治療を続ける人がいるからです。

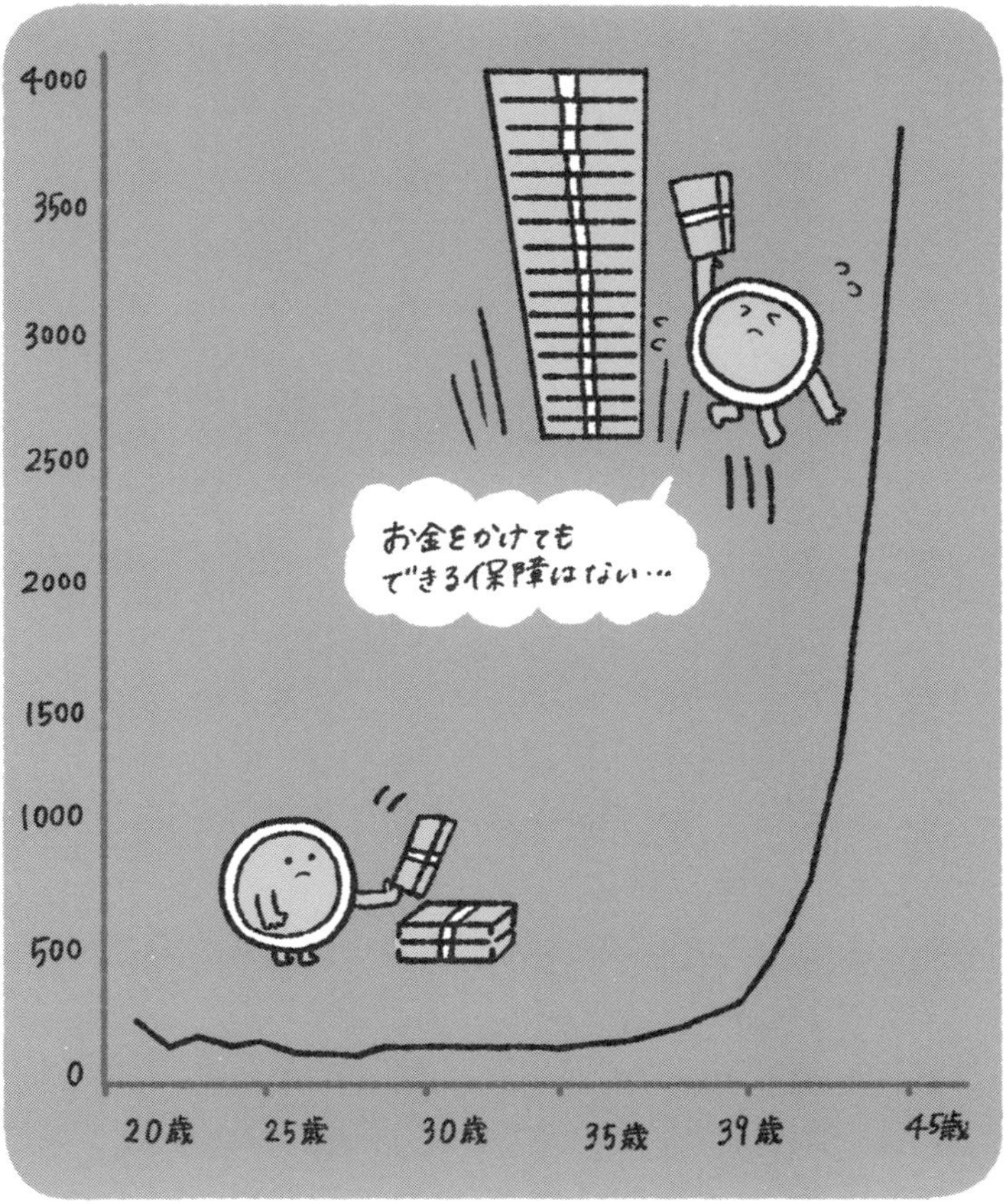

図 15　生殖補助医療により 1 児が出生するためにかかる費用　国立成育医療研究センター不妊診療科調査（2011 年）

〈あきらめどき〉が見えなくなる……

出産まではいたらなくても、妊娠までは何度か体験できる。これも、あきらめどきを見えなくする一因です。その後、流産しても、「妊娠はできたのだから、次は産めるかもしれない」と考えることで、希望の芽が摘みとられず、そのまま育っていくのです。そうして、卵子が採れるかぎり体外受精をくり返します。

痛ましい努力が、結果につながるといいのですが、〈体外受精は5回まで〉が、生殖医療の世界では常識とされています。

はっきりとした理由はわかっていませんが、妊娠、出産……と順調に進んだ人の体外受精回数を見ると、だいたい5回目までにおさまっています。その後、何度トライしても、妊娠率は目に見えて減っていきます。

それでも、0%ではないのです。特に努力家でまじめな性格の人ほど、「次こそは、次こそは……」と体外受精をくり返します。

どんなに少ない可能性でも賭《か》けたいといわれると拒否しない病院もありますが、一方で「△歳以上の体外受精は受けつけない」と年齢制限をもうけているクリニックもあります。

現実には、予算の関係からそう何度も体外受精をできないカップルがほとんどですが、条件が合えば、体外受精をする際に自治体の〈特定不妊治療助成制度〉を利用できます。

２０１５年度の段階で、年間所得が計７３０万円未満の夫婦には、１回の治療につき最大15万円が支給されます。ところが、２０１６年度からは支給される女性の年齢に制限がもうけられることになっています。43歳以上は、支給の対象とならないと改められたのです。

公費、つまり税金から助成するのですから、結果が求められます。ここでいう結果とは、子どもが産まれ、人口増加に貢献するということです。つまりより〈妊娠しやすい年齢〉の人に投資するというのは、しごく当然の考えであり、とても効率的です。年齢差別ではありません。

でも、病院や自治体がこうして年齢制限をもうけることで、自分が見放されたように感じる女性もいるでしょう。ゼロではない可能性を、否定されたと……。

ですが、これはこれで最終的に悲しい思いをする人を減らすことになるために必要だという見方もあります。

それほどまでに、〈あきらめどき〉を決めるのはむずかしいのです。

不妊治療って何をするのでしょうか？

病院で提案される4種の不妊治療法

ここまでしなければ不妊クリニックで子どもを授かれないのか……と青ざめたみなさん、体外受精は不妊治療における選択肢のひとつでしかありません。

医療の力を借りて妊娠したいとき、選択肢は主に４つあります。

段階を踏んでステップアップしていくのが正当ですが、それぞれ予算も妊娠率も違います。どのくらい妊娠を急いでいるのか、お金をどれだけかけられるのか、またはパートナーとあなた自身の身体的事情によっても、選ぶ方法は変わります。

担当医の説明をよく聞き、パートナーとじっくり話し合って決めましょう。

まずは、身体を傷つけない方法から

各種検査で、妊娠をさまたげる原因がこれといって見つからないときは、身体を傷つけないものからすすめられます。妊娠しにくいというだけで、ほかは健康な身体です。手術などで負担を与えることは、できるなら避けたいところです。

【選択肢①タイミング療法】
妊娠率＝約5％　予算＝1〜4万円ほど

担当医に排卵するタイミングを指示してもらい、その日にパートナーとセックスをして妊娠を目指します。排卵日は、基礎体温測定とホルモン値の検査に加え、超音波検査で卵胞の大きさをチェックしたうえで予想します。

成功率は低いものの、「最もコストがかからない」「肉体的な苦痛が少ない」というメリットは無視できません。

パートナーの精子が元気であることが前提なので、事前に男性側も不妊検査をしたうえでトライするのがいいでしょう。

もうひとつ大事なのは、ふたりの関係が良好であること！　そのときだけセックスをするのでは、お互いがプレッシャーに感じて当然です。ふだんからのふれ合いを大事にしましょう。

【選択肢②人工授精】

妊娠率＝約10％　予算＝4万円ほど

①がうまくいかなかったときに提案されることが多いですが、パートナーの精子に元気がなかったり、数が少なかったりするケースでもすすめられます。
排卵日を①と同じようにして特定し、パートナーから採取しておいた精子を、細いチューブのようなもので、女性の子宮内に注入します。①だと射精された精子のうち、子宮まで到達するのはごく一部。こちらは採取したすべての精子を直接注入することで、妊娠率を上げるのが目的です。

―高度医療の力が発揮される不妊治療へ―

そして、次からが〈生殖補助医療技術〉を使った、高度な不妊治療です。

【選択肢③体外受精】
妊娠率＝約20％（新鮮胚《はい》）～約30％（凍結胚）予算＝30～70万円ほど

女性の身体から卵子を採取し、シャーレのうえで精子と出会わせて受精卵を作って、子宮内に戻す（胚移植）治療法です。

卵子がいくつか採れ、さらにそこから受精卵を複数個作れたら、凍結して〈凍結胚〉にするので、その数だけ移植にトライできます。凍結させないままのものを〈新鮮胚〉といいます

①②の方法では妊娠しなかった人のほか、女性の卵管が閉塞してしまっている場合や、男性の精子の数が少ない、または動きがにぶい場合に提案される方法です。

卵巣を刺激して排卵誘発をしたり、麻酔をともなう採卵手術があったりするぶん、コストは上がります。

【選択肢④顕微授精】
妊娠率=約20%（新鮮胚）~約30%（凍結胚）予算=50~70万円ほど

基本的には③と同じですが、卵子と精子が出会う場所が変わります。顕微鏡で見ながら、ガラス管を使って精子を直接、卵子に注入するのです。この作業は医師ではなく〈培養士〉と呼ばれる人がおこないます。

なんらかの理由によって、精子と卵子が出会っているのにうまく受精しない……ということがわかると、この方法を提案されます。

不妊治療でつらいことってなんでしょうか？

女性が心身に受ける負担が大きすぎる

子作りというと〈共同作業〉のように思われていますが、①以外はセックスをしなくてもできるものです。すべてにおいて〈共同〉というには、女性と男性のあいだで精神的、肉体的な負担に開きがありすぎ、費やされる時間も大きく違います。

女性は、基礎体温を測るところからして手間ですし、経膣《けいちつ》超音波検査だってホルモン値を測るための採血だって、決して心地いいものではありません。そのつど通院する必要もありますが、不妊クリニックは待ち時間が長いのが相場という印象はないですか？　予約制を採用しているところでも、〈だいたいこの時間〉という目安程度にしかなりません。

いざ診察室に呼ばれたら、検査台に載って脚を開くという恒例行事が待っています。あの台を好きという女性に、私はいまのところ会ったことがありません。卵管や子宮の状態をチェックする検査では、痛みをともなうものもありますし、人工授精の管を迎え入れたときに感じるのは異物感だけ……。

ストレスの原因となるものは、あげればキリがないほどです。

いざ卵巣を刺激して排卵誘発すると、なおのこと大変になります。注射を打つために頻繁に通院するのがむずかしい人には自己注射という選択肢もありますが、それはそれで大変ですし、何よりとても痛いです。

採卵は立派な手術です。確率はとても少ないとはいえ、死亡事故が起こる可能性もあります。

赤ちゃんを授かるためと思えばこそ、みんながまんしているのです。

不妊仲間、口コミも信じられない孤独感

不妊治療をしている者同士であれば、その苦労をわかち合える……というふうには思わないほうがいいです。なぜなら、その人間関係は〈妊娠していない〉ことを前提とした結びつきだからです。つまり、妊娠してしまえば仲間ではなくなります。

何年も治療をつづけている人のなかには、先に妊娠されると「裏切られた」と感じる人もいます。冷静に考えればそんなことはないと頭でわかっていても、不妊治療のあらゆるストレスに加え、「今月もダメだった」「また着床しなかった……」という落胆の積み重ねが女性を追いこみ、常識的な判断力をうばうこともあるのです。

身近に不妊仲間がいなくても、不妊治療中の人が書くブログを見たり掲示板をのぞいたりして、気持ちがものすごく不安定になる人もいます。そういったものは極力、目にしないでください。

気持ちが弱っているときは、同じ年齢の人が別の治療をしているのを見ただけでも動揺します。別個の人間なので、治療が違ってむしろ当たり前。見知らぬ人に心を乱されるよりも、担当医とコミュニケーションを取って信頼関係を築き、そのときどきで納得いくまで考えたうえで行動してください。そのほうがよほど心穏やかでいられます。

女性のケアはパートナーの役目だけど

こうして治療が長引くほど、女性は追いつめられます。そこでパートナーも同じ気持ちで治療に参加しているというケースは、ほとんど見ません。「不妊治療でやらなければいけないこと」が少ない男性は、女性と気持ちを同じくするのがむずかしいようです。

男性にとっては、一緒に初診を受けに行くというのが、いちばんのビッグイベントです。いまは多くのクリニックで、初診はカップルそろって受診することが決まっていますが、その後となると男性は通院しなくてもいい場合がほとんどです。あとは、②③④いずれの場合も、滅菌された容器に精子を入れ、女性に手渡すだけ。女性がそれを病院に持っていき、処置を受けます。

結果、妊娠してもしなくても、男性にしてみれば自分の身体に起きたことではありません。悪い結果のときこそ、パートナーとして女性の精神面をケア&シェアしてほしいと思うのですが、そこまでの関係性になっていなかったり、「彼女がほしがっているから、治療につき合っているだけ」という程度の意識だったりで、ふたりのあいだにすれ違いが生じます。

体外受精の費用は高額なので、経済的な負担がのしかかってくることもあります。お金に糸目をつけないというレベルの人はいないにしても、「次こそは、次こそは……」とくり返すうちに当初決めていた予算をオーバーし、家計が圧迫され、果ては借金をしながら希望をつないでいく人もいます。

しまいには経済的に破綻し、離婚……という例もあることを知っていると、不妊治療を始める際は、ふたりでよく話しあったうえで〈あきらめどき〉を決めておく重要性をつくづく感じます。あきらめきれない女性をケアするのも、パートナーの役目だと思うのですが……。

何も一度にスパッとすべてあきらめなくてもいいのです。ときおり〈お休みどき〉〈息抜きどき〉をもうけつつ、長期間にわたってゆるゆると不妊治療をするという考えもあります。これもカップルどちらか片方の思惑によってではなく、ふたりで話しあったうえで決めたほうがいいでしょう。

病院選びは、治療の経験値を重視して

不妊治療を始めるにあたって、みなさんが頭を悩ますのが〈病院選び〉です。日本には、不妊治療施設がなんと600ほどもあります。世界的に見て、人口に対してこれだけの数の施設がある国はほかにありません。しかも、年を追うごとにますます増えています。

どういうところを不妊治療施設というのかというと、まずは「日本生殖医学

会」「日本産婦人科学会」に届出をしているという前提がありますが、それだけだと医療関係者は〈不妊治療施設〉とは呼びません。

その理由は、「超音波検査で卵胞の育ち具合を見て、タイミング療法を指導するまで」しかできない施設も含まれているからです。ここまでなら専門クリニックでなく、一般の婦人科でも診てもらえます。

つまり、①②までは産婦人科でもできるのです。③④の〈生殖補助医療技術〉をおこなうクリニックになって初めて私たち生殖医療の従事者たちは〈体外受精の施設〉といい、区別します。

それにしても、こんなに施設があると、どこに行っていいか、わからなくなりますね。

600の施設のうち3分の1は、年間の治療数が100件未満です。それほど複雑なものではないにしても採卵は手術ですから、件数をこなしているところほど技術があると見ていいでしょう。ポイントは、1年間の体外受精実施数です。

医師が何人いて、どのぐらいの患者さんを経験したかは、採卵成績にもあらわれます。医師の手で採卵がおこなわれ、培養士が精子と出会わせて受精卵にし、また医師が受精卵を戻す……というふうに連携して作業がおこなわれるので、どちらの経験値も重視したいところです。「腕のいい人材がいて」「安定した受精卵を作る培養室がある」という二点によって、妊娠率も左右されます。

採卵の件数や体外受精の実施数は、毎年、日本産婦人科学会に報告することが義務づけられています。ホームページで公開しているところもあるので、参考にしてください。

家から通いやすいという基準で不妊クリニックを選ぶよりも、実績を重視して選ぶことをおすすめします。体外受精の上限を5回とするなら、貴重な1回ずつを成績のいい施設にお願いしたほうがいいことは、考えるまでもありませんよね。

40代妊活には不妊治療が必須なのか？

高齢になるほど不妊治療も厳しくはなりますが、ではアラフォー世代の妊娠はそれほど険しい道のりなのかというと……ここでぜひ覚えておいていただきたい、大事なお知らせがひとつあります。

40代で妊娠している人の6割は、自然妊娠によるものです。

「不妊治療を受けなければ、アラフォー女性は妊娠できない」ということはありません。

だからこそ、思い立ったときから妊活、エア妊活をしてほしいのです。お金をかけて高度な医療に頼らなくても、あるとき赤ちゃんがふわっとやって来てくれるかもしれません。

ただ、待つ時間があまり長引くと卵子の老化が進んでしまう……と心配する人のために、次章でいま注目の技術〈卵子凍結保存〉を解説します。

第4章
卵子凍結保存が私たちにもたらすもの

卵子老化が怖いなら凍結保存しておけばいい？

独身の女性たちも凍結保存できる！

2013年秋に〈独身〉で〈健康〉な女性でも卵子凍結保存を利用できるというガイドラインが発表されました。メディアでは、「夢の最先端技術到来！」として取り上げられることが多かったように思います。

生殖医療従事者の私たちからすれば、これは体外受精の応用版です。以前からある技術で、それを享受できる人の範囲が広がっただけなのに……と、違和感を覚えたものです。

不妊治療において、体外受精の際の採卵で卵子が複数採れたときは、せっかくなのですべてを精子たちと出会わせます。受精卵をいくつか作っておくということです。

そのときに女性のお腹に戻すのはひとつだけで、残りは凍結保存しておきます。一度で妊娠しなかったらストックしてある凍結卵子から次回のチャレンジができますし、うまくいっても破棄せずに、第二子がほしくなったときに使えばいいのです。

この〈受精卵の凍結保存〉はわりと知られているのに対して、〈未受精卵〉、つまり卵子だけの凍結は、これまで一般的なものではありませんでした。

対象となっていたのは、がんや白血病などに冒された女性です。

重い病気を治療するなかで、卵巣機能はものすごくダメージを受けます。それどころか、摘出しなければならないこともあります。治療後は子どもを作るのがむずかしくなる……という場合に、この卵子凍結保存という救済策をお知らせします。

10代の女性患者もいるので、その場合はご家族も交えて検討してもらいます。

その若さで「子どもを産めなくなる」というのは、とても残酷なことです。結婚している女性であれば受精卵にしてしまうことが多いのですが、選択肢のなかには「未受精のまま凍結する」も含まれます。不妊治療にもいえることですが、受精卵にすると、万が一離婚してしまったら、ふたりで作った受精卵はもう使えません。

そのことをお話すると、離婚を前提にしているように聞こえるせいか、眉をひそめられることも多いものです。治療後は二度と自分で卵子を作れなくなる女性たちだけに、本人も家族もあらゆる可能性を考慮して決めてほしいと願うばかりです。

病気で一度は妊娠する能力を失いかけた女性たちが、卵子をちょっと眠らせておいたおかげで、あとになって子どもを授かり、それを報告してくれたときにはうれしくて涙が出ます。

興味はあるけど、決断できない現状

国内で初めて未受精卵が凍結されたのは1999年のことですが、これにはちょっとおもしろいエピソードがあります。

不妊治療中のある夫婦が体外受精することになっていたのですが、なんと海外出張中の夫がフライトアクシデントにより、その時間までに来院できなくなったのです。卵子はすでに採り出しているのに、出会わせる精子がない……。せっかくの貴重な卵子を無駄にはできません。そこで、受精させずに未受精卵として凍結しておくこととなりました。

こうして病気の女性たちに希望を与え、夫婦の不運を救ってきた卵子凍結保存。社会性不妊による少子化が待ったなしの局面に入ってきたと判断した医療従事者たちが、〈健康な〉〈独身〉女性もこの対象に数える決断をしました。

ですが、当の健康な未婚女性はいまのところ、いったいどんなものなのだろうと遠巻きにしておそるおそる様子を見ているという感じではないでしょうか。

セミナーやカウンセリングまで足を運んでくださる人は、興味の度合いはとても高いと思うのですが、「すぐにする、絶対する！」と意気ごんで来られる方は少ないです。

「卵子凍結保存って何をするの？」

「お金はどのくらいかかるの？」

「それによってどのくらい妊娠できるの？」

まずは現状を知ってから考えようという、慎重な姿勢の方がほとんどです。メディアではそういった具体的なことがほとんど伝えられなかったので、「すぐにやる！」と決断できるほどの情報量が女性たちにはないのです。

ではさっそく、卵子凍結保存が気になっているというみなさんのために、順を追って説明し、その全体像を見ていただくことにしましょう。

卵子凍結保存とは何をどうするのでしょう？

医療行為なので、手軽ではありません

卵子凍結保存とは、体外受精を〈途中までひとりで済ませておくこと〉だと考えてください。

卵子と精子と出会わせる手前までをやっておいて、あとは卵子だけで眠ってもらいます。眠っているあいだ卵子の時間は止まり、老化も進まないというのが、いま注目を集めている点ですね。

ここでは〈リプロセルフバンク〉での流れと、かかる時間を紹介します。実施クリニックによって細かいところには違いがありますので、あくまで当バンクで

の例だということを念頭において見てください。

ＳＴＥＰ１　カウンセリングを受ける　１時間～
ＳＴＥＰ２　提携先病院を受診する　１時間～
ＳＴＥＰ３　卵巣を刺激し、排卵を誘発する　２週間～
ＳＴＥＰ４　いよいよ採卵手術　半日～１泊２日
ＳＴＥＰ５　卵子を凍結し、保存する

セミナーを受ける前は、「卵子凍結って、病院でちょっと卵子を採り出して凍らせるんでしょ」という簡単なものだと思っている人もいます。だから、ブランド物のバッグを買うときのように「次のボーナスで凍らせちゃおうかしら」という軽い感覚で、話を聞きにくる女性もいらっしゃいます。

最も驚かれるのは、時間がかかることですね。何度も病院に通ったり入院したりということをまるきり想像していなかった方が多く、「仕事を休めるだろうか」と急に不安になられるようです。

まずは全体の流れを見てから、いまの自分でできるかどうかを考えてみましょう。

STEP1 カウンセリングを受ける

多くの方はこの前にセミナーを受講されているので、本書の第2〜3章でお話したことはおおまかに知っている前提で、カウンセリングルームを訪れます。

ここでは、クライアントさんそれぞれに対して、現年齢だとどのくらいの妊娠率が見こめるか、出産率はどうかといったことを、より詳しく説明します。

それから〈適性検査〉をおこないます。なぜ子どもがほしいのか、どのくらいほしいのかということを私がうかがいます。お仕事やパートナーの有無、それについてどう考えているかもヒアリングします。

「そんな個人的なことは関係あるの？　さっさと卵子だけ採ってくれればいい

のに」

と思う方もきっといらっしゃると思いますが、採卵というのは高度な医療です。しかもそれを自費診療で支払います。具体的な金額は後ほどお知らせしますが、もちろん安いとはいいません。

心がまえがないと乗り越えられないものなので、しっかり意志を確認しておかないと、クライアントさんも私たちも後々つらい思いをする事態になりかねません。万事順調に進んで、卵子もたくさん採れたときはいいのですが、そうでなかったときのことを、この時点から覚悟してもらいます。

医療行為を受ける、しかも手術をともなうことを、軽々しく考えない——そのことを約束してください。リスクを理解していない人には、私たちもこの高度医療を安心しておすすめできないのです。

脅すわけではありませんが、そこには死亡する可能性もあります。いままで私が知っているかぎりで死亡事故は起きていませんが、だからといって〈絶対〉ではないのです。

わからないことがあれば、いくらでもお答えします。悩んでいることがあれば、一緒に考えましょう。すべて納得して凍結保存を決めて初めて、STEP2に進みます。もちろんその場で決めなくてもいいのです。する・しないのどちらにしても、自分自身でよく考えたうえで決めていただくのが必須条件です。

採卵を含む一連の医療行為は、提携病院でおこないます。最後に採卵までのおおまかな流れを説明し、提携病院を紹介してカウンセリングを終えます。

STEP2　提携先病院を受診する

カウンセリングでは心がまえのお話をしましたが、病院では、心ではなく身体が採卵に耐えられるかどうかを、ひととおりチェックします。

通常の婦人科検診のように、まずは子宮と卵巣の状態を診ます。ここで病気が見つかったら、その種類や症状に応じて、採卵ができるか治療を優先するかの相談をします。せっかく卵子凍結保存に向けて動きはじめたのに、治療に時間を取られるのはもったいないです！　まずは20歳をすぎたら、かかりつけの婦人科を持ちましょう。自分の身体をわかってくれていて、何かあったときにすぐ相談できる医師がいるというのは心強いものです。

ここしばらく婦人科はごぶさた……という人も、ウミドキを意識し、凍結保存に興味を持ったのがいい機会です。なるべく早く婦人科検診に行き、採卵できることをあらかじめ確認してください。そのほうが後々、何かとスムーズです。

さらに採血してホルモン値や、あくまで目安ですがＡＭＨを測り、卵巣がちゃんと働いているか、排卵しているかを調べます。

問題ないと判断されたら、採卵手術の日程を決めます。病院側のスケジュールによっては数カ月先になる場合もありますが、一刻も早く！　とあせるよりも、仕事に追われず、時間的、精神的余裕があって気持ちもゆったりできそうなときを選びましょう。

採卵手術前は何度も通院しなければいけませんし、病院では予約診療といっても、予定外の待ち時間が必ずついてきます。さらに、手術の際は１泊２日の入院をすることもあります。直前の2週間ぐらいは身体に異変があったら、すぐに病院に行ける状態にしておくのがベストです。そのときに仕事を優先して、取り返しのつかないことになったら……と思うと、私たちもゾッとします。

また、長らく採卵に立ち会ってきたうえでの実感ですが、気持ちとスケジュールに余裕のあるときのほうが、卵子がよく採れます。なかには、バカンスに出かけ、お仕事モード一色になっている心と身体を一度リセットしてから、卵巣刺激を始めた人もいました。たくさん卵子が採れましたよ。

以降はスケジュールに合わせて動きます。

採卵の1カ月前からピルを服用して、いったん排卵を止めます。1カ月前からといわず、採卵の日程が決まった時点から飲みはじめても問題ありません。その期間が長いほど、刺激したときたくさんできるといわれています。

STEP3　卵巣を刺激し、排卵を誘発する

排卵日に合わせて採卵すると、一度の周期に1個の卵子しか採れません。手術ではできるだけ多くの卵子を採りたいので、採卵手術の2週間前からホルモン剤を投与して、一挙にたくさんの卵胞を育てます。

飲み薬のほかに注射で投与するものもありますが、なにしろ病院に頻繁に通わなくてはならないので大変です。そこで、自己注射という選択肢もあります。途中経過を診るために何度か病院に行く必要はあるにしても、労力はだいぶ軽減されるでしょう。超音波で、卵胞の数や成長具合を確認しながら、必要に応じてホルモン剤の量を調整します。

この段階でお腹や胸が張ったり、妊娠初期のような症状を感じる人が多いです。あまり快適とはいえないかもしれませんが、短い期間ながら妊婦さんの気持ちを疑似体験しているようなものです。そんなふうに考えて、むしろ楽しんでほしいですね。

卵胞はたくさんできるとうれしいですが、実はできすぎても困るのです。OHSS（卵巣過剰刺激症候群）といって、その名のとおり刺激に対して過剰に反応してしまう人がいます。卵巣が腫《は》れ、腹水、または胸水がたまって、とても苦しい症状があらわれます。

もともとの体質も影響しますが、10万人に0・6〜1・2人の割合でOHSSが出るといわれています。血液が濃くなり、おしっこが出にくくなることによって、腎臓の機能に障がいが出たり、血栓症、呼吸障がいになる可能性もあります。死亡例もあるので、軽視することはできませんね。ちょっとでも異変を感じたら、すみやかに病院に行きましょう。

STEP4　いよいよ採卵手術

卵胞が順調に育ったら、いよいよ手術です。

採卵手術は1時間ほどで終わりますが、全身麻酔でおこなう病院などでは、1

泊する場合もあります。術後に安静時間を置き、もう大丈夫だと判断されたら帰宅します。

手術といっても〈経膣採卵手術〉ですので、メスで切ることはありません。具体的にどうするのかというと、図15のように極細の針を膣壁から差しこみ、卵巣にアプローチします。

ここで起こりうるリスクですが、ひとつには臓器損傷。医師の腕も問われる、とても繊細な手術ですが、卵巣と膀胱、腸管が近づきすぎている人の場合、針が入ったときに傷つけてしまう恐れがあります。

ふたつめは、大量の出血です。どんな人でも、それなりの出血はあります。膣壁や卵巣表面に針が侵入するのでそれは避けられませんが、時間がたてば自然に止まります。ですが、まれに卵巣周辺にある大きな血管から、大量に出血し、止まらなくなります。開腹手術で止血しますが、そこで輸血が必要になる可能性もあるのです。

死亡のリスクはもちろんのことですが、こうなった場合、もうひとつ心配にな

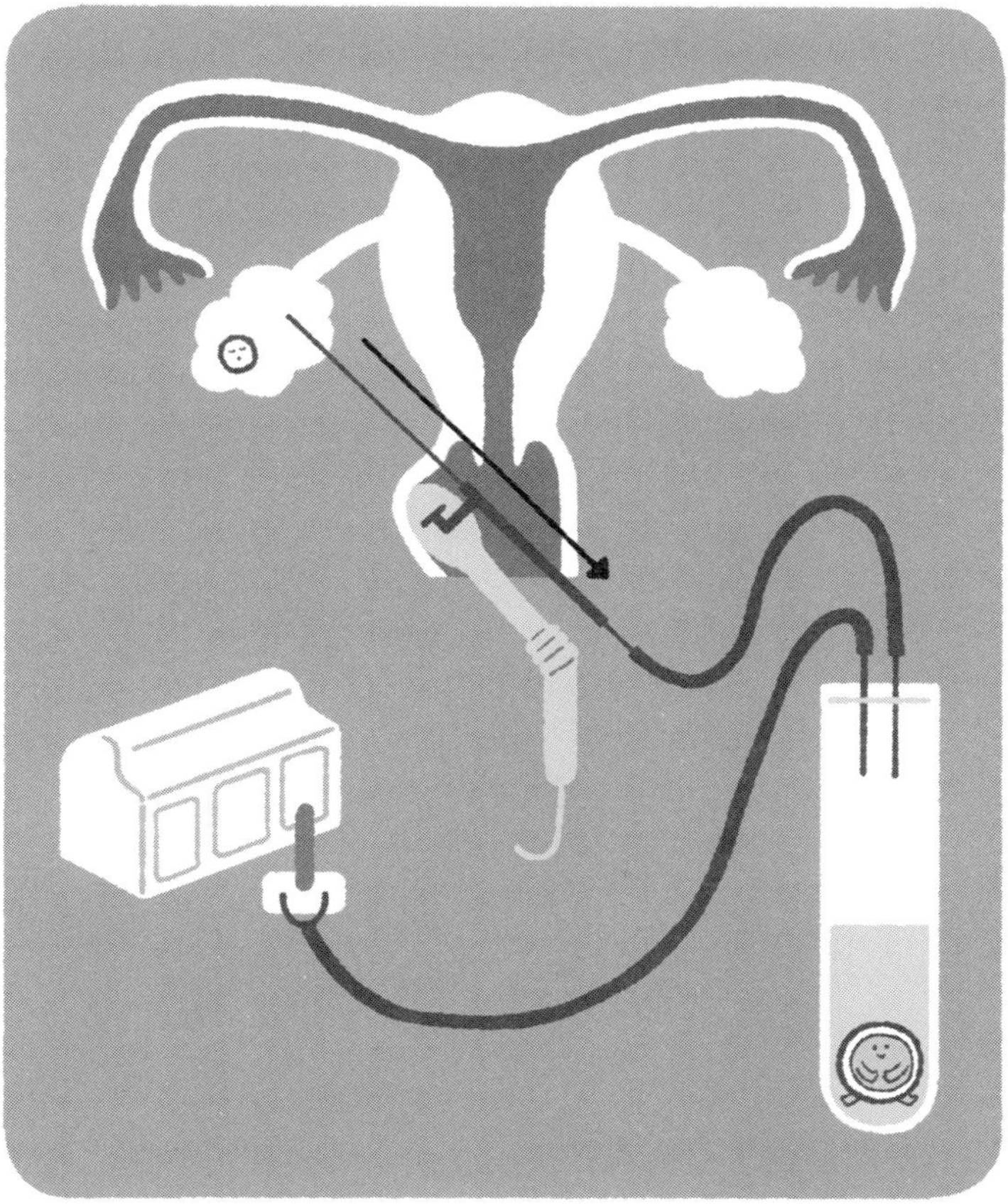

図15　採卵手術の流れ

ってくるのが費用です。自費診療で大手術の代金を払うのは大変なことです。めったに起こることではありません。医師は最善を尽くします。でも、可能性があるかぎり、受ける側の人も「自分とはまったく無縁だ」と、とらえてほしくはないのです。

無事に針が卵巣に達したら、一つひとつの卵胞から卵子を吸い出し、管を通して培養液のなかにこれを回収します。

そこに私のような培養士が待機していて、顕微鏡でそれぞれの卵を目で見て確認します。

赤ちゃんになる卵子がどれなのか、見た目ではわかりません。先述しましたが、若い卵子も、ある程度老化している卵子でも、ほとんど同じに見えます。どの子もお母さんに望まれて、がんばってここまで育ち、ちょっと眠るために出てきてくれた卵子ですから、ほんとうにかわいいという想いがわきあがってきます。

STEP5　卵子を凍結し、保存する

手術が終わったら、採れた卵子をマイナス196度の液体窒素で凍らせ、写真のような専用の容器に入れてリプロセルフバンクでお預りします。

原則として50歳の誕生日まで、リプロセルフバンクで責任を持って大事に保管いたします。

後日、採れた卵子の写真をお見せします。これはとても貴重な体験です。ほとんどの人は自分の卵子を、自分の目で見ることはありません。

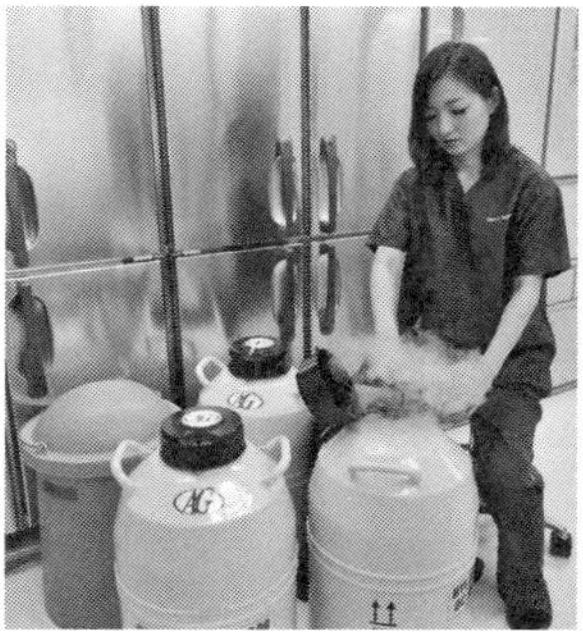

丸くてかわいい卵子、命そのものである卵子を一度目にすると、愛情があふれてくる人はとても多いです。なかにはスマートフォンの待ち受け画面にする人もいましたね。
卵子との出会いによって、「私には卵子がいる」という確信を得られます。子どもを想う母親の心

境に一歩近づき、妊娠や出産に対する意識が変わるきっかけとなります。凍結した卵子を〈お守り〉と感じる人もいるようです。これがあれば、もう卵子の老化におびえなくていい。婚活をあせらなくていい……。

私もそれは一理あると思います。大事な卵子たちが眠ってくれたおかげで、あせりで心がいっぱいになっていたときよりも、もっと余裕を持って自分のこと、仕事のこと、パートナー選びのことを考えられるようになります。精神安定剤といってもいいでしょう。

あのかわいい卵子を一緒に迎えてくれるならこんな人がいいな、というふうに、パートナー選びの基準が変わることもあります。

「私には卵子がいる」という実感は、保存する前に思っているよりずっとずっと心強いものなのですよ。

凍結保存した卵子なら妊娠できますよね？

どこのクリニックで凍結保存するのか

卵子凍結保存を実施している施設は、２０１５年現在、全国で10施設ほどあるといわれています。これをおこなうにあたって特に届出をする必要はないので、はっきりとした数はわかりません。

ものすごく少ないですね。全国に不妊治療施設が６００あるうちの、たった10施設でしか卵子凍結保存ができないというのは、明るいニュースではないでしょう。

しかもそれらの病院ですら、あまり積極的ではないのが実情です。体外受精を実施しているクリニックなら技術的、設備的には可能ですが、目の前に「いますぐ産みたい」と通院してくる不妊治療カップルがたくさんいるので、それだけで手いっぱい。いったんは採卵するけど、その先〈産む〉ための治療を受けるかどうかわからない人までは手が回らない……という病院が少なくないのです。

そのために、卵子凍結保存の実施をオープンにしていない場合もあります。

これとは反対に独身女性の卵子凍結保存を「していない」クリニックが、「当院では受けつけていません」とホームページなどに明記している例はよく見ます。

リプロセルフバンクのメール相談にたどり着いてくだされぱいいのですが、その後、提携先病院で採卵するにしても、東京から遠方の方にとっては物理的にむずかしいですよね。最寄りのクリニックを見つけるとしたら、口コミなどにアンテナをはるか、病院に直接問い合わせるしかありません。

凍結卵子を使ったときの妊娠率は……

パートナーを見つけて、あるいは仕事が一段落ついて、いよいよ妊娠できるタイミングが訪れたら、凍結した卵子を解凍して、パートナーの精子と出会わせ、受精卵を作ります。卵子を引き取りにくる必要はありません。全国どこのクリニックにでもお届けします。

採卵手術から年月がたっても、卵子の時間はストップしています。

34歳で採卵して4年たち、38歳になったときの妊娠率は？　これを知りたいときは、71ページのグラフで34歳のときの数値を見ます。この年齢の女性が体外受精で成功する確率は、約23%。38歳には約18%になりますから、違いは少ないですよね。

ここでみなさんが気になるのは、一度、凍結した卵子で作った受精卵と、採卵してすぐに受精卵（新鮮胚）にして凍らせておいたものとでは、妊娠率に差があるのかどうかではないでしょうか。

結論からいうと、凍結保存した卵子が不利ということはまったくありません。不妊カップルの女性が手術で13個採卵できたとします。顕微授精をするとそのうち10個が受精卵になりました。80％の成績です。これで10回、胚移植にトライできます。

では、凍結保存のための採卵で、独身女性から13個の卵子が採れたとします。その全部を凍結保存しました。

かつては凍結する方法が違っていたので、卵子を100個凍らせてうまく解凍できるものはそのうち1個あればいいほう……という状態でした。でも、1999年に〈ガラス化保存〉という方法が発明されてから、90％以上の確率で正常に解凍できるようになりました。

ゆえにこの時点で使える卵子は、同じく13個です。すべてを解凍し、いっぺんに受精卵を作るとしたら、この場合の成績も80％です。一つひとつ解凍して受精卵を作っても、もちろん同じ。胚移植に10回トライできます。

またしても数字と確率の話題になりましたが、私がかねてから不思議に思っていることがあります。

卵子凍結保存をした直後に、パートナーが見つかる人、結婚をする人、そして自然妊娠する人が、とても多いのです。それどころか、採卵手術をする直前に、婚約が決まる人もいます。

だったら凍結しなくてもよかったのに……と思われるかもしれませんが、これも「凍結保存をしよう！」と決めて、母親になりたいと願う自分の心と身体を大事にした結果でしょう。いままで以上に自分の身体の声を聞き、自身を大切に見つめ直す時間を持ったからこそ、ふっと肩の力が抜けたのです。

そうして心と身体が開くと、笑顔がこぼれる時間も長くなります。そんな姿を卵子たちは見ているのでしょうね。「あ、お母さんが笑ってる！」とうれしくなって、お腹に宿ってくれるということでしょうか。

また非科学的な話題でしたが、心と身体をゆるめることが妊娠には大きな影響を与えるのだと実感する日々です。凍結保存は、そのきっかけにもなるのですね。

一度の手術で卵子はいくつ採れるか

手術を受けられる方は「一度の手術でできるだけたくさん採りたい！」と思われます。40歳の卵子での体外受精成功率が10％ですから、10個はほしいところです。体外受精に10回チャレンジできて、1回は妊娠できるという計算だと、このぐらいないと安心できない……と考えるのでしょう。

ですが、年齢が上がるほど卵巣機能が弱まってくるため、刺激をしても一度に採れる卵の数は少なくなる傾向にあります。事前に、「10個ほしい！」と強く願うあまり、それ以下の個数だとものすごく落胆される方もいらっしゃいます。

でも、医療というのはそういうものです。カウンセリングの段階でクライアントさんと、こんなやりとりをすることがあります。

「採卵をしたら、5個は採れるんですよね？」

「統計ではそれだけ採れると出ていますが、10個かもしれませんし、0個かもしれません」

「えっ、最低でも1個は採れるんじゃないんですか？」

「それはなんともいえません」

これまで勉強や仕事でがんばって結果を出してきた女性に理解してもらうのがむずかしいときもありますが、採卵手術はその人の能力や努力を試すものではありません。

別のたとえをしましょう。美容整形の世界でも、「目は二重になりますよね？」と問われれば、それはなります。でも、「タレントの○○ちゃんみたいな二重になりますよね？」となると……善処はします。でも、絶対に望むとおりの形に仕上がるとはお約束できません。その人なりの、二重になるのです。

また、たとえ望みどおり10個採れたとしても、赤ちゃんになる卵子はそのなかに含まれていないかもしれません。逆に、採れたのがたった1個でも、それこそが赤ちゃんになる卵子かもしれません。それは誰にもわからない……そこに卵子の神秘があります。

凍結しておく年齢と、それを使う年齢

２０１３年11月に改められたガイドラインでは、40歳までの採卵が〈推奨〉されています。それ以降の年齢で採った卵子では、妊娠〜出産への期待がとても低いため、このように判断されています。海外では自分の卵子で体外受精をできるのが37歳までとされているのと、同じ理由です。

そして、凍結した卵子は45歳になるまでに使うことが同じく〈推奨〉されています。推奨というからには、42歳での採卵や、48歳での体外受精が禁止されているわけではありません。とはいえ、受け入れてくれるクリニックはとても少ないと思っておいたほうがいいでしょう。

私たちが卵子凍結保存のお手伝いをしているのは、卵子にちょっと眠ってもらい、あとで赤ちゃんとしてこの世に産まれてきてもらうためです。女性側も同じ気持ちになるようで、採卵手術の後、凍らせる前の卵子の写真を見ると愛おしさが募り、年に一度は卵子に会うため私たちのもとを訪れてくる人もいます。

けれど残念ながら、「私には、いまの年齢より若い卵子がある」ということで自分を納得させ、逃げるように仕事に邁進する日々に舞い戻り、パートナー探しや妊活を先延ばしにする人もいます。

「私の身体はちゃんと卵子を作れた！」

というだけで満足してしまう女性もいましたね。その満足感を胸に、海外の出向先に旅立っていきました。37歳という年齢、帰ってこられるのは何年先かわからない……でも、結婚は帰国後、日本人としたい。いろいろと無理がある気がしました。

使われないまま45歳をすぎ、あとは廃棄されるのを待つだけの卵子……とても悲しいです。

卵子はお母さんにお迎えにきてもらうのをじっと待っています。できるだけ早めに、その想いをかなえてあげてくださいね。

卵子凍結保存したいけど、高いんですよね？

凍結保存にかかる費用は、高いか安いか

卵子凍結保存にかかる費用をお話しします。これについてのみなさんの関心は、ほんとうに高いですね。

卵子凍結保存にまつわるすべては、自費診療で支払われます。

もろもろの検査や卵巣刺激に使われるお薬、そして採卵手術（入院費を含む）を合わせて、だいたい50万円ほどかかると見こんでください。ここでは、採れた卵の数は関係ありません。

そこに毎年、保管料がプラスされます。卵子1個につき1万円。たくさん採れ

たのに何年もお迎えがないと、それだけ費用もかさみます。

さて、この金額を高いと思うか、安いと思うか……。

いずれ子どもを持つためとはいえ、誰もがポンッと出せる金額ではありません。頭のなかで貯金額や年収の計算を始めた方もいるでしょう。一読するなり反射的に「高い！」と感じられる方も当然いますよね。

ここでひとつ提案させてください。

高いか安いかの基準を〈現在〉にしないという考え方です。

卵子凍結保存というと、妊娠や出産を先送りにするための手段だと思われています。もちろん、間違いではありません。ですが別の角度から見ると、〈将来受けるであろう不妊治療の一部を、いまのうちに受けておく〉となります。

不妊治療にかかる費用のグラフは、年齢とともに急カーブを描きながら増えます。40代に突入すると、体外受精に1000万円を超す治療費をかけても妊娠できる保証がない……その原因となっているのが、卵子の老化です。

では老化が加速する前に凍結させておいた卵子で体外受精をしたら？　凍結し

た年齢での妊娠率が期待できるため、体外受精をくり返す回数が結果的に減ると考えられます。

これから広まる技術なので、まだなんともいえないところはありますが、海外の現状を踏まえトータルで考えると、若いころに凍結卵子保存をしておいたことで、予算が大幅に縮小できた……という人は、今後おそらく増えていくでしょう。

パートナーとの関係も守る凍結保存

また、若いとき、そして独身のときに卵子を凍結するメリットがもうひとつあります。

卵子凍結保存＝〈途中までひとりで済ませておくこと〉と前述しましたが、この時点ですぐに使える卵子があるというだけで、パートナーと一緒に不妊治療にのぞむとき、身体的、精神的な負担が大幅に軽減されます。

凍結卵子がない不妊治療において、女性と気持ちをひとつにしてのぞんでくれる男性というのは、残念ながらほとんどいません。これは女性が治療で心身にストレスを受け、加齢しながら時間をうばわれていくのに対して、男性がすることといえば精子を出して女性に渡すことぐらいだからです。

わかってはいるけど、あまりに不公平……。結局は女性ひとりがこの不妊治療の重さを背負うことになります。

ここで男性がしっかり支え、ケアしてあげられれば、ふたりのあいだにできる溝も最小限におさえられますが、男性にしてみれば自分の身に降りかかっていることではないので、なかなかそこまではできません。

それでもすぐ子宝に恵まれれば、溝も小さくてすむでしょう。長引くほどにそれは簡単に埋められないものになり、借金と傷心を抱えて離婚する……という流れは容易に想像がつきますし、現実にこういうカップルは存在します。

さて、ここに彼と出会う前に凍結しておいた卵子があるとします。

この場合、体外受精をしたくなったときに女性がすることは何でしょう?

まずは私たちに連絡をして、凍結卵子を取り寄せます。そしてパートナーから精子をもらい、病院で両者をあわせて体内に戻します。

何度も通院して検査を重ね、薬を飲み、注射をする……といった手間がほとんど省けるので、身体にも、気持ちにも、時間にもずいぶんと余裕が出てきます。

負担が少ないのでパートナーにいら立つこともなく、良好な関係が保てます。完全に平等とはいえませんが、劇的に違うことがおわかりいただけるでしょうか？

こうした負担はお金に換算できるものではありませんが、「いまこれだけ支払って凍結する価値がある」と考える人もきっといるでしょう。

それだけに、この費用を〈現在〉だけで考えてほしくないのです。数年先のことを予想して、判断してください。

不妊治療専用ローンを上手に利用する

それでも、少ない金額ではありません。ただなんでもかんでも自分ひとりで解決しようと気負うとつらくなるのは、不妊治療全般にいえることです。赤ちゃんが生まれたら、もっとそうですよね。手助けしてくれる人には声をかけ、利用できるものは利用して、少しでも自分への負担を軽くする習慣をいまから身につけておきましょう。

そこで紹介したいのが、東京スター銀行の、「スターワンバンクローン 不妊治療サポートタイプ」です。不妊治療中のカップルだけでなく、卵子凍結保存を考える女性も対象となっています（2015年現在）。

100万円の極度額内であればくり返し利用でき、手術代だけでなく、通院にかかる交通費や宿泊費、薬代などなど使い道は問いません。

実質金利は7・8％ですが、預金連動型なので、普通預金と同額分のローン残高には金利がかかりません。一般的なフリーローンと比較すると低水準ですし、事務取扱手数料や繰上返済手数料もかからないというメリットもあります。

インターネットで申込みできるため、プライバシーも守られます。

自治体からの助成金（119ページ）は、法的婚カップルが不妊治療をしている場合にしか適用されません。卵子凍結保存はその対象ではないのです。

「お金がないから、卵子凍結保存をあきらめる」「それなのに、将来はもっと高いお金をかけて不妊治療しなければならない」という矛盾を解決するひとつの手段として、ローンの検討もしてみてはいかがでしょうか。

最後に、諸外国の例を紹介しましょう。２０１３年秋に卵子凍結保存のガイドラインが変更される前は、わずかながら海外でその施術を受ける人もいましたが、費用は２５０万円ぐらいか、それ以上とされていました。

また現状でも国内では他人の卵子を買って体外受精をすることが認められていないので、これをアメリカで実施する場合は、３５０~４００万円ぐらいかかります。

アメリカでは、他人の卵子を買うということに抵抗がある人が少ないのです。「なにがなんでも自分の卵子で！」とこだわる雰囲気はありません。ハリウッドスターが養子縁組をするニュースもよくきかれますが、一般社会でも盛んにおこなわれています。

生殖に対する考えがとてもドライな国民性なので、自己卵子での体外受精は37歳というリミットがもうけられていても、このことで女性たちが悩み苦しむことはあまりないようです。

アメリカだけが特別に高額なわけではなく、お隣の韓国でもこのぐらいかかります。どちらも、これらの金額に、渡航費や電話診療費（1回約10万円ほど）は含まれていません。これらの費用や条件を考えると、国内外のどちらで治療を受けるのがいいかは、おのずと見えてきますね。

卵子凍結保存はいつかもっと認められる

医療の世界ではすでに常識だった卵子凍結保存も、世間にはとてもセンセーショナルに受け取られました。これによって妊娠の可能性を守れると考えた女性たちもいれば、これは女性の〈エゴ〉だと意見する人たちも出てきました。

そうして批判をあびせるのは、多くがすでに子を産み、育て終えた世代の人たちです。自分たちが生殖していた年齢のときには、〈社会性不妊〉という現象はまだ起きていなかったので、女性が仕事や遊びを優先して自分たちの身勝手で、妊娠・出産を先送りにしているだけのように見えるのですね。

けれど、女性たちは自分たちの好き勝手で子どもを産んでいないわけではありません。「いま産みたいけど、いま産めない」という現代女性の実情がわからない人たちの言うことに耳を貸し、いちいち動揺する必要はありません。

かつては体外受精で産まれた赤ちゃんも、〈試験管ベビー〉などといって特別視されてきました。いまやこれによって生まれた命は30万人を超しています。自然妊娠だけがよくて、医療の力を借りて子どもを作るのはダメと決めつけるのは、まったくもってナンセンスです。

自然妊娠にこだわるのは自由ですが、年齢だけでなく自分の体質やパートナーの体質などなど、妊娠しにくい理由というのはいくらでもあげられます。社会的な理由も、そのひとつ。それでも赤ちゃんを授かれる技術がすでにあるのに、「自然でないから」という理由であきらめるというのは乱暴です。

それを決めるのは〈世間の声〉ではなく、あくまで〈自分自身〉。どちらにしろ、「あのとき、自分で決めればよかった」と後悔しないほうを選んでほしいと思います。

「自分で決められない」という人とも、カウンセリングで出会います。「母親から、『あなたは当分、結婚しなさそうだから凍結しなさい』と言われたので」といってカウンセリングに来る人もいますし、それどころか、「娘に卵子凍結保存をさせたい」と母親から直接、問い合わせがくることもあります。そういえば「妻の卵子を凍結保存してほしい」という男性からの電話もありました。

リプロセルフバンクでは、セミナーもカウンセリングもご本人の参加を原則としています。

卵子凍結保存は医療行為で、それを受けるのは自分の身体です。万が一の事故があったとき、「お母さんに言われたから」「夫が希望したから」で自分を納得させられるでしょうか？

決めるのは自分です。そのための相談にはいくらでものりますよ。

第5章
私たちのカラダを産むために整える

自分を変えないと妊娠できませんか？

卵子凍結保存を考える女性たちの本音

卵子の老化を知れば知るほど、自分ではどうしようもないと思い知り、悲壮感に打ちひしがれる……という女性があとを絶ちません。私たちもなんとか手を差し伸べたくて、長らく卵子を若返らせる技術を一所懸命、研究してきました。でも、これが実用化されるのはまだまだ先のことです。

そこで、若いうちに卵子を採り出して冷凍保存しておく卵子凍結保存はどうか？　救済策となりえるのか？　と世間の注目をあびているというわけです。

イギリスでは２０１３年７月の新聞に、「父親から娘へ――卒業祝いに卵子凍結保存をプレゼントしよう！」という見出しが踊りました。大学を卒業してこれから社会進出をする娘、キャリアを積んで自慢の娘になってほしいけれど、一方でいつかは孫の顔も見たい。だったら、まだ経済力のない娘に、親からこの技術をプレゼントするのはどうですか？　という提案です。

これもあくまでひとつの選択肢です。日本では、すでに経済力のある女性がみずから希望し、実施するものとなっていますが、実際にセミナーやカウンセリングを受けた人は、次のような想いからこの技術に興味を持っているようです。

・婚活のあいだに卵子が老化するのが気がかり。
・婚活は努力に見合わない。理不尽な結果が怖いし、少し疲れてきたので休みたい。そのあいだに卵子凍結保存をしようと考えた。
・自分の卵子について意識しはじめたので、この目で見てみたいと思った。
・高齢妊娠のリスクも、体外受精での出産率が低いことも理解した。でも、卵子の老化だけはいまの自分がどうにかできることだと思った。

・保存するに際して採卵手術で卵子が採れなかったら、いまの時点であきらめられる。やれることはやったうえで、将来進むべき道を決めたい。

これほどまで強い興味を持ってリプロセルフバンクに来た女性でも、実際に卵子凍結保存までいたるのは、ごく一部です。ほかの施設でも似たような状態だと思われます。「卵子を凍結しない」と決めた人たちに理由をたずねたところ、こう返ってきました。

・同じ時間とお金をかけるなら、婚活に投資したい。
・かかる費用と妊娠率のバランスを考えた結果、早く結婚してその後、自然妊娠を目指すほうがいいと感じた。
・手術が怖い。
・手術の前に、そんなに時間を割けない。
・そこまで極端なことをしなくても、私は授かれると信じたい。

どれもこれも、もっともです。妊娠したい人の数だけ、考え方があっていいのです。

40代で妊娠した人の6割が、自然妊娠です。早く婚活してパートナーと心をあわせて妊娠を目指すという考えは、理にかなっています。

エア妊活は、できることからでいい

とはいえ、卵子老化に対する不安がぬぐえず、ただ時間がすぎていくのを見送るのがつらい……という不安が消えることはないようです。

実際には数カ月、半年単位で目に見えて老いることではないのですが、婚活の目処《めど》がつかない人たちにとっては、妊娠できるのが2年後なのか3年後なのかもわからないなかで、卵子の老いだけが着々と進んでいるように感じるのでしょう。

そこで私がおすすめするのが、〈エア妊活〉です。

パートナーあっての妊活と違い、エア妊活はひとりでもできることを指します。チャンスがめぐってきてパートナーと出会えたらスムーズに妊娠できるよう、産むためのカラダとキモチ、環境を少しずつ整えていくのです。

身体はすぐに変わらないので早めに始めたほうが安心です。「そのときのために何かしている」という実感で気持ちも安定するでしょう。まじめな人ほど自分で自分を追いこんでしまうので、ストイックになりすぎないものを、具体的に提案したいと思います。

エア妊活で産むカラダを作っていくといっても、いきなり自分自身や生活を激変させる必要はありません。それでは妊活本番が始まる前に疲れてしまいます。「いまは産めない」という多くの人は、仕事が中心の生活で、婚活にも力を入れているとなると、この活動にだけ時間をバリバリ割けないですものね。

これから紹介する活動内容は、毎日の生活にそれほど影響を与えずにできるものばかりです。「あ、これならできそう」と感じたものから始めてみませんか？

産むための体質改善 何をすればいい？

赤ちゃんに必要な栄養をサプリでとる

産みたいな、いつ妊娠してもいいなと思ったらすぐに始めてほしいのが、２種のサプリメントを飲むことです。これなら、きょうからでも無理なく生活に取り入れられますよね。

まず、〈葉酸《ようさん》〉は、ほうれん草や小松菜に含まれるビタミンB群のひとつで、お腹に赤ちゃんができてすぐに必要となる栄養素です。これが不足すると、赤ちゃんの器官形成——新しい細胞をどんどん増やして、身体のいろんな部分を作っていくプロセスに影響します。

器官形成はいくつかのステップに分かれますが、お母さんが妊娠に気づくころにはもう始まっています。早い人で4〜5週間ぐらいですが、そこからサプリを取り入れるのでは遅いのです。妊娠したくて自分の体調に細心の注意を払っている人ほど早めにわかるものですが、それでも妊娠前から飲んでおいたほうがより安心でしょう。

この期間に葉酸が足りていないと、赤ちゃんの神経に影響が出たり、骨がうまく育たなくて脊椎《せきつい》に障がいが出ることがあります。これを〈二分脊椎児《にぶせきついじ》〉といいますが、年々増えていきます。1000人中4・9〜5・9人といわれていて、決して少なくない数字です（2012年、日本産婦人科医会報告より）。この例のすべてで、お母さんは妊娠中に葉酸を飲んでいなかったという報告もあります。サプリを飲むだけでこれを予防できるとあれば、飲まない理由はありませんよね。

この障がいは高齢出産に特に多いということはなく、赤ちゃんを望んでいるすべての年齢の女性が気をつけるべきものです。産婦人科や不妊クリニックで妊娠前から摂取が呼びかけられているかどうかというと、まだまちまちのようですね。

自発的に飲んでおいたほうがいいでしょう。

もうひとつは、〈カルシウム〉です。これはいうまでもなく赤ちゃんの骨を作るために必要ですが、お母さんの身体にとっても必要な栄養素です。

赤ちゃんの骨はそれはもう目覚ましいスピードで成長していきます。胎動が始まるようになると、蹴る強さで「ああ、骨が丈夫になっているなぁ」と実感できますが、そもそもその骨は、お母さんの骨を溶かしてできたものです。

お母さんの骨が最初からスカスカだと、赤ちゃんの成長にも影響することはいうまでもありません。それに加えて、骨からカルシウムとマグネシウムが出ていき不足すると、妊娠中に足がつりやすくなります。サプリで不足分をおぎなうことで、妊娠中のこうしたトラブルを減らせます。葉酸と同じく、妊娠してからあわてて飲むものではなく、事前に飲む習慣をつけておいたほうが安心です。

いまは市販のもので、葉酸とカルシウムがセットになったものや、さらに鉄分がプラスされているものもあります。サプリを飲むのは最も簡単なエア妊活であり、いまの時点での健康にもプラスになります。さらにエア妊活している自分を実感できるので、楽しみながら日々の生活に取り入れてみましょう。

不調のとき薬に頼らないようにする

仕事が楽しいといっても、毎日忙しい。ちょっとの不調では休めない、休むとそのぶん有給休暇が消化されてしまうし……というのが、日本の企業。頭が痛くても、微熱があっても、つらい身体にムチ打って出社し、フルタイムでがんばったという経験は、働く女性なら一度や二度ならずあるでしょう。きちんと治せないとなると、不調がずるずると長引いて大変です。

また、毎月のつらい生理痛、がまんしていませんか？　生理休暇の制度があっても、利用している人はほとんどいないと聞きます。痛みや貧血とたたかいながら出社するのは、ほんとうにしんどいものです。

そんなとき、頭痛薬や鎮痛剤、抗生物質で不調をねじ伏せ、ごまかす習慣がついていませんか？

私も長らくそんな生活をしてきました。とにかく仕事が好きで、休日も仕事のことばかり考えているので、いっそ出社していたほうが楽なくらい（笑）。立派なワーカーホリックでした。意欲ばかりが先に走っていき、身体がついてきてくれなくなることも、しょっちゅうありましたね。

不調が頭痛として出やすい体質だとわかっていた私は、とにかくよく効く薬を探しました。成分を調べ、効かなければすぐ別のものを試し……としているうちに、どんどん強い薬を求めるようになりました。そうすると自然と胃も痛めるので、胃薬も手放せなくなりました。

ここまでではなくても、不調を感じたらまず薬に手が伸びるという人、困ったときのためにお化粧ポーチに薬をいくつか常備している人……というのは、現代の働く女性において決して少数派ではないと思います。

でもご存知のとおり、妊娠したら薬は飲めません。妊娠がわかってすぐにストレスのないゆったりした毎日に切り替えられれば、そんな頭痛とは無縁になるでしようが、お仕事をつづけながら妊娠生活を送る人もいますし、どこかから風邪をもらってくるかもしれません。そんなときにずっと習慣としてきた「薬を飲む」ができなくなると、とても困ってしまいます。

私は一度、そういう視点で薬を見直してみました。すると、どれもこれも赤ちゃんによくない成分が入っているのですね。肩こりなどをやわらげる湿布薬ひとつとっても、ほとんどのものにＮＧな成分が含まれています。妊娠を考えないうちはそれでいいにしても、赤ちゃんができているのを気づかないまま薬を飲んだとなると、とても心配です。

なので、ウミドキを意識するようになったら、少しずつ薬に頼らない生活に切り替えてください。これは、一朝一夕でできることではありませんので、実際に妊娠をするのはまだ先……と思っている人も、すぐに実行してほしいです。

方法のひとつとしてお知らせしたいのが、漢方薬です。漢方薬には赤ちゃんに影響しないものも多いので、試す価値はあるでしょう。ただし、自己判断ではなく、必ず専門の薬剤師さんに相談してください。

自家製生姜《しょうが》シロップの作り方を覚える

数年前からはやっている生姜シロップは、あれこれの不調を軽くするのに役立ちます。この機会に、作り方を覚えましょう。

カフェのメニューにあったり、オーガニックのものがビン詰めで市販されていますが、これを自分で作れるようにしておくのも、いますぐできるエア妊活のひとつです。

生姜は東洋医学的観点から見て、冷えをはじめとする女性の不調を助けてくれます。冬だけでなく、1年中、冷えで悩まされている女性は少なくないと思いますが、妊活においても妊娠中においても、冷えは大敵。衣服を重ねて外から温める方法もありますが、ぜひ一度、この生姜シロップを試してください。内側からぽかぽかします。

ほかにも、風邪の引き始めでゾクゾクと悪寒《おかん》がするときや、頭痛から全身が強ばって感じるときなど、生姜の効果で身体が温まり、心がほっとします。

さらに、妊娠中にはこれでつわりが軽くなる人もいるようです。つわりは、がまんしなければいけないものではありません。ひどいなら、生姜シロップ、または漢方薬で軽減しながら、うまくつき合っていってください。

生姜シロップ、私は自己流で作っていますが、図16のようにとても簡単です。

①生姜をよく洗い、包丁で2〜3ミリの厚さにスライスします。
②①と同量のお砂糖をボウルに入れ、混ぜこむようにしてまぶします。私は、きび砂糖を使っています。
③小1時間ほど放置すると、生姜から水分が出てきます。生姜とその水分とを一緒に鍋に移し、1時間ほど弱火でふつふつと煮ます。
④あくを取り、生姜とシロップを分けて、ビンに移します。
⑤シロップは糖度が高いですが、冷蔵庫で保存しておいたほうが安心です。

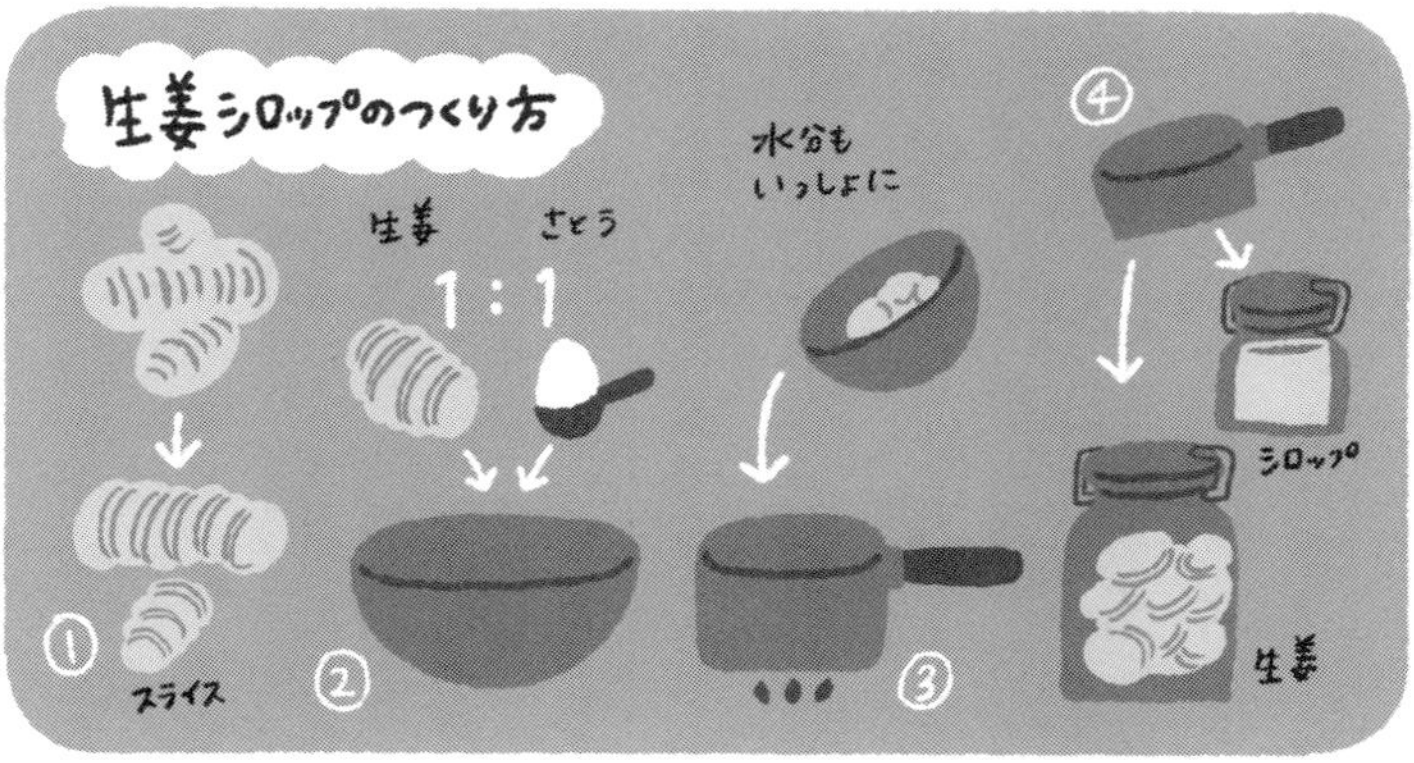

図16

これを日常的に、あるいはなんだか調子悪いなぁと感じたときに飲みます。

飲み方は自由で、適量をお湯で割ったり、水で割ったり……炭酸や牛乳と合わせてもおいしいですよ！

婦人科の病気があっても妊娠できますか？

卵子だけでなく子宮のことも考える

30代になれば、身近な人が婦人科の病気になったという話もちらほら耳に入ってくるでしょう。20代でも当然いますが、急に増えてくるのがこの世代です。アラフォーにもなると〈婦人科病のデパート〉といわれるほどです。代表的なものとしては、次のようなものがあります。

- 子宮筋腫
- 子宮内膜症（チョコレート嚢胞《のうほう》）

・子宮頸《けい》がん

みなさん、年に一度は婦人科検診を受けていますか？　会社などの健康診断にオプションでついてくる検診は、〈子宮頸がん〉の検診だけであることが多いです。子宮頸部といわれる、子宮の入口にある部分の組織をほんの少しだけ取って、ウイルスに侵されてできたがん組織があるかどうかを調べます。１週間後くらいに検査結果がわかるものですが、この検査では当然、子宮頸がんのある・なしがわかるだけです。

先にあげた代表的な病気を見つけるには、超音波検査がマストです。モニターに映し出された超音波像を担当医と一緒に見ながら、子宮や卵巣に異常がないかというおおまかなチェックをしましょう。

「卵子の老化」といわれるようになって、卵子のことを気にかける人はものすごく増えたという空気を感じます。ＡＭＨ（１０６ページ参照）ということばが、フアッション誌の特集などでも見られるようになりました。しばらく前まではなかった現象です。

一方で、子宮のこともっと気にしてほしいのです。子宮は赤ちゃんを育てるゆりかごのようなもの。ここに異常があっても、妊娠しにくくなります。

妊娠のさまたげとなる子宮筋腫

子宮筋腫は、子宮のなかに良性腫瘍《しゅよう》（こぶ）ができるものです。これは日本人女性の3〜4人にひとりが持っているといわれています。何を隠そう、私の子宮にもいくつかあります。これは体質なので、できたり消えたり、増えたり大きくなったり……というのを子宮のなかでくり返しています。

できている場所や大きさにとってはすぐに手術で取らなくてもいいものもあります。でも、いざ妊娠したくなったときにジャマとなる場所にできていたり、個数が異常に多かったり大きかったりすると、とても厄介です。受精卵が子宮に着床しようというとき、こぶにさまたげられて子宮内膜にくっつかない。そして流れてしまう……ということが起きます。

不妊クリニックでは、初めのうちに婦人科検診をひととおり済ませます。けれど、そこには通わず自分たちで自然妊娠を目指すとき、「なかなか妊娠しないなぁ」と思うものの、原因はわからないまま。しばらくして検査にいったら、そんな困ったこぶがたくさん見つかる……ということは十分に考えられます。

そうすると必ず「もっと早く診てもらえばよかった」と後悔することになるので、ウミドキを考えた人は「まず婦人科検診へ！」を合い言葉にしましょう。

では、エア妊活の場合、こぶが見つかってすぐに治療に入るのかというと、そうともかぎりません。その時点であわてて手術をしてこぶを取り除いてきれいにしても、いざ妊娠できるタイミングになったとき、またぼこぼこできている……。そうなると、そこでまた治療に入りますが、これでは二度手間になるだけですよね。

そこでエア妊活の段階では、できている場所や大きさに問題がないかぎり、しばらくはピルを飲むなどして、こぶがこれ以上育たないようにします。定期的に病院で様子を診てもらいつつ、本格的な妊活に入る直前で手術をする……という方法をとることが多いでしょう。

子宮にこぶがある！　といって、ことさらあわてる必要もないですが、油断するのもダメということです。

婦人科検診でなくても、子宮筋腫に気づくきっかけはあります。生理の血の量が多かったり、不正出血があれば、それは身体のＳＯＳです。放置してはいけません。

最悪の場合には子宮を摘出しなければいけないこともある病気です。子宮を失ってしまえば、妊娠はまったく望めなくなります。

もし卵子を凍結保存していたとしても、代理出産がいまだ認められていない日本では、子宮がなくなると打つ手がありません。２０１３年夏に〈子宮移植〉という、新しい技術が発表され動き出しましたが、これも一般の女性が利用できるのはまだまだ先のことです。子宮にまつわる病気、軽視は禁物です。

毎月の生理痛は子宮内膜症のサイン

日本人に多いといえば、子宮内膜症も忘れてはなりません。これも超音波検査で見つかる病気です。

赤ちゃんを受け止めるベッドである子宮内膜は、生理のときにはがれて体外に排出されます。これが毎月の月経＝生理です。ところが、本来なら子宮にだけできるべき内膜がそれ以外のところにつくられるのが、この病気です。子宮のなかが生理で血液にさらされる時間が長ければ長いほど、それだけ内膜もあちこちに広がってしまいます。

昔の人は、一生のうちに体験する生理の数がとても少なかったということを知っているでしょうか？　明治時代の女性で50回といわれています。現代の女性は500回です。

なぜそんなに差が出るのかというと、妊娠・出産の回数です。かつては、子だくさんが当たり前だったのです。

昔は初潮が始まる平均年齢もいまより遅く、これが来るとしばらくして、さあ、おとなになったとばかりに、女の子は嫁がされました。そこで早々に子どもを身ごもりますが、妊娠中は生理がなく、おまけに個人差がありますが産後の授乳期間中も生理はきません。ようやく次の生理がくるとまたすぐに妊娠し……ということを4度も5度もくり返していると、生理というものは〈ごくたまに来るもの〉という認識でしかないのです。

それと比較すると生涯で産む子どもの平均人数がずっと少ない現代女性は、子宮に経血が触れる機会がそれだけ多いのです。子宮内膜症は、現代病といっていいかもしれませんね。

内膜がお腹に広がると、臓器と臓器をくっつける癒着を起こします。特に気をつけたいのが、卵巣にできた場合。これを〈チョコレート嚢胞《のうほう》〉といいます。チョコレートのような茶褐色をしているので、ついた名前です。

卵巣に膜がべったり貼りついた状態になる、または卵管がふさがって起きるいちばんのトラブルは、〈排卵障がい〉でしょう。内膜がそこにあるせいで卵子に養分が届かず正常に育たない、とも考えられています。いずれにしても、妊娠しにくいことはもはや説明の必要がないほどですね。

手術で除去するにしても、内膜だけはがしたいのに卵巣の一部がくっついてくるなど、卵巣と卵子にとって決していい影響は与えません。放っておくとがんに変わることもあり、摘出するしかなくなるまで悪化することもあります。

ここで、自分の身体をふり返ってください。

生理痛がつらくはありませんか？　これは、子宮内膜症の自覚症状のひとつです。「薬に頼らない」という話題をしたばかりですが、毎月、鎮痛剤で痛みをねじ伏せて会社にいって……ということをくり返しているうちに、病気が進んでいるかもしれません。そういう意味でも、薬に頼りすぎた生活を、いま一度見直してほしいのです。

これも子宮筋腫と同じく、見つかってすぐに手術をするというものではありません。いったん除去してもまたできてしまうので、やはり子宮筋腫と同じく妊娠したい直前までピルなどでこれ以上内膜ができないよう調整しつつ、タイミングを見計らって除去するという方法を提案されます。

生理痛を「つらいのが当たり前」と思いこんで、すでに長いつき合いをしてきた人もたくさんいますよね。ウミドキを意識するならここで「内膜症とうまくつき合う」ことも覚えてください。自分の体質として受け入れ、育ち具合をいつも気にかけるのです。

エア妊活のうちに治せるのはラッキー

妊娠して産婦人科に行くといろいろな検査をしますが、そこで初めて大きな病気が見つかるというのは、特にめずらしくありません。婦人科系の病気だけでなく、乳がんやＨＩＶもあります。妊娠を維持するのがむずかしかったり、出産時、母子ともに命の危険があったりという理由で、中絶を選ばなければならないこともありえます。

エア妊活・妊活をして妊娠に備えるとなると、こうした病気の心配を事前に全部クリアし、いい状態で妊娠にトライできるというのがメリットだともいえます。卵子だけを気にするのではなく、身体のトータル・メンテナンスに気を配りましょう。子宮筋腫も子宮内膜症も、早めに見つけて上手につき合えば、摘出という最悪の事態は防げます。

検査のペースは、年に1度。そのぐらいであれば、なんとか時間も作れるのではないでしょうか。病気になったから病院に行く、ではなく、産めるカラダを維持するために必要なプロセスだと考えましょう。私は毎年、誕生月に婦人科検診をしています。こんなふうに〈絶対忘れない日〉に検診に行くと決めておくと、「今年は検診に行きそびれた！」となるのを避けられますね。

産むためには何をがんばればいい？

排卵しているかどうかをチェックする

エア妊活中に必ずチェックしておきたいもうひとつが、〈排卵しているかどうか〉です。

生理がある＝排卵していると思いこんでいる人が多いのですが、これはもう学校の性教育から直していくしかありませんね。これによって閉経するまで妊娠できると思っている人も多いのですから。

基礎体温表をつけるのは面倒かもしれませんが、未来の妊娠のために2〜3カ月だけでもトライしてみましょう。そこで体温のグラフが正常にアップダウンしていたら、それはそれで安心できます。いまはスマートフォンのアプリで管理できるので、それほど負担ではなさそうです。

もっと正確に知りたいなら、婦人科検診のついでにホルモン値も測ったほうがいいですね。女性ホルモンというと、きれいになるために出るものと思っている人もいるようですが、脳から卵胞を育てる指令を出していたり、月経を起こしていたり……。そもそも女性が妊娠して出産するためのものなのです。

ホルモンの種類によっては、骨や血管を丈夫にするといった働きもありますし、髪や肌のツヤをキープしたり、女性らしい身体つきを作ったりという働きもあります。これもいわば配偶者を見つけるための戦略なので、やはり目的は妊娠・出産です。

AMHも気になるところですが、ホルモン検査では女性ホルモンを総合的にチェックし、その量やバランスを見ます。これによって排卵や生理が正常に起きているかどうかも、ある程度わかります。

異常があれば治療の対象になるかもしれません。それが早めにわかるのは、とてもラッキーです。「さあ、妊娠するぞ！」と意気ごんでいるときに、実は排卵していなかった……とわかるのはショックですね。一回の検査で備えておけるのであれば、時間を割く意味がありますよね。

有給休暇や貴重な週末を病院で費やすのはなんだかもったいない……という気持ちもわかります。日本の企業も、生理休暇にプラスして〈検査休暇〉というのをもうけてもいいのではないかと、私は日ごろから思っているほどです。

地味ながら、そうやって女性の健康を守ることが少子化緩和にもつながるのではないでしょうか。

赤ちゃんに影響……風疹ワクチンの接種

未来の妊娠に備えていまからできるカラダ作りとして最後に紹介したいのが、風疹《ふうしん》ワクチンの接種です。

妊娠初期に風疹にかかると、胎盤を通してウイルスが胎児に感染します。

この影響は非常に大きくて、赤ちゃんの脳に障がいが起きたり、視覚や聴覚、知覚に異常が出る率がとても高く、なんと90％の確率です。心臓にも疾患が出やすいのです。それ以前に、子どもが授かっても流産しやすいというマイナスもあります。

特に近年、この風疹が国内で大流行しています。海外の多くの国では、風疹の予防接種がもっと厳しく義務づけられているので、残念なことに、それらの国々から「日本は危険だ」とみなされています。「日本に行ったら風疹をうつされちゃうよ」というわけです。

もちろん女性だけが風疹にかかるわけではありません。パートナーや家族など身近な人からうつされることもありますし、日常生活のなかでも、たとえば通勤電車や人ごみのなかでうつされます。それでも、自分が抗体を持っていれば防御できるのです。ほんとうはまだ妊娠が先の女性にも、男性にも、みんなに受けてほしいのですけどね……。

世代によっては子どものころに接種が義務づけられていたおかげで、すでに抗体を持っているかもしれません。記憶があいまいだったり、家族にきいてもはっきりしない場合は、まず〈抗体価〉を調べてもらってもいいでしょう。

風疹が流行して、ワクチンが足りなくなったことが一時期ありましたが、そんなときも抗体価が〈32〉以上であれば、接種しなくても心配はいらないと判断されました。これは産婦人科のほか、内科でも調べてもらえます。

自治体が指定した医療機関で、予防接種も抗体価の検査も無料（助成金）でできるところもあるので、まずはお住まいの市区町村のＨＰを調べてみましょう。

身体の「ない」を集めるのがエア妊活

エア妊活のために何かを買ったり、何か大きなことを始めたり……ということは特にないということが、おわかりいただけでしょうか？　葉酸とカルシウムのサプリ、それから生姜シロップというごくごく小さなことでいいのです。

「妊活に効く！」と売り出されているサプリのなかには、あやしげなものも多いので、どうしても飲みたい場合は医師に確認してからのほうがいいでしょう。ただ、妊娠前に飲んでおくべきサプリは、実質、この2種類でいいことは知っておいてください。あれもこれも……と手を出すと、いっぱいいっぱいになります。

それよりも、「ない」ことを目指すのが、エア妊活では大事だと考えています。「薬に頼らない」「子宮や卵巣に病気がない」「ホルモン値に異常がない」「風疹にかからない」……この備えが結局は時間の短縮にもなります。不調が見つかればまだパートナーと出会っていないうちに対応できるのです。効率がいいと思いませんか?

それから、「あまり太りすぎない」。肥満はあらゆる意味で妊娠のさまたげとなります。ホルモンバランスが崩れたり、それによって生理が不順になったり、排卵しなくなったり……。体重を落とす必要があるなら、これも急激には落とせないものなので、いまから初めておくのがベターです。

最後に、妊娠する予定がだいぶ先のとき、まだ見えないときは「無駄な排卵をしない」という考え方もあります。卵子凍結保存前におこなう卵巣刺激についての解説（147ページ）でも少し触れましたが、ピルを使ってしばらく排卵をおさえておくと、いざ飲むのをやめたときに妊娠しやすいといわれています。卵巣刺激にもよく反応して、卵子がたくさん取れるのです。

また、ピルで月経をコントロールするとそのうち、毎月の経血の量が減ります。子宮を血液に触れさせるほど子宮内膜症になりやすくなるので、その予防にもなります。ピルをもらうために婦人科クリニックに行くことが増えると、そのついでに検査をしやすくなるというメリットもありますね。最近は血栓症などが心配されていますが、心配なら医師に打ち明け、相談して、合うピルを探してもらうといいでしょう。

あとは「喫煙しない」「夜更かししない」「ストレスをためない」――何かをがんばりすぎるより、〈オフにする〉という考えがカラダを整えてくれるのです。

第6章
私たちのキモチを変えて産むに備える

どんな努力をすれば私、産めますか？

気持ちをオンではなくオフにする習慣を

産むカラダ作りには、がんばりすぎるより、「ない」を意識するのが大切。キモチについても同じです。

カウンセリングなどで、

「さあ、産むために私、何をすればいいでしょう!?」

と、ものすごくはりきってきいてくるクライアントさんがいます。

まじめな人なのだな、と思います。きっと仕事にもいつも全力投球で、結果もそれなりに出してきたのでしょう。成果を出すには努力が必要だと知っている女性です。

「今度はどの努力モード・スイッチをオンにすればいいですか⁉」

「私、卵子のためならなんでもがんばりますから教えてください！」

と、大変な熱意があり、目にも強い意志を感じます。課題を乗り越えることに快感を覚える女性、けっこういますよね。

ところが、私がそうしたまじめな女性たちにかける第一声が、

「オンにするのではないですよ、オフにしてください」

ですので、一瞬ポカンとされます。肩すかしを喰わされたといった感じでしょうか。

働きすぎてオジサンのようになってしまっている女性、ほんとうに多いんですよ。オジサンみたいな人が、いきなりお母さんになるというのは、なんだかんだいってもむずかしい。私はそう感じています。

根がまじめで責任感が強く、「まわりに迷惑かけたくない」というやさしい気持ちがある人ほど、仕事よってオジサン化しやすいものです。「じゃあ、いまは産め

ない」と自分のことは先送り。そのあいだに後輩や部下がどんどん妊娠して、休暇を取る。そこで人材を補充しないのが日本の企業の悪しき習慣ですから、現場の女性たちでフォローすることになり、ますます自分は産めない状況に……。

妊娠するにはもう最後に駆けこむしかない年齢になって、やっと「他人のために仕事ばかりしていては産めない」と気づく女性たち。

ここで自分のために行動するのは、わがままでもなんでもありません。本人がそのことを気に病む必要はないですし、ここまでキャリアを積み、社会貢献してきた女性たちを世間も「少子化の一因」のように見るのではなく、もっと尊重してほしいと願うばかりです。

そんなオジサン化してしまった女性たちは、赤ちゃんを産みたいという気持ちになったときぐらい、責任感から解き放たれていいのです。自分にとって心地いい状態を追求するのが、キモチを整える第一歩です。

卵子はふわっと開く瞬間を待っている

私は基本的に、女性の身体は〈トンネル〉だと考えています。

赤ちゃんがその身体を通り抜け、産まれ出てくるためのトンネル。目には見えない卵子たちがあたりをふわふわと漂いながら、「どのトンネルを通って産まれようかな」と探している様子をイメージしてください。

頭も心も仕事でいっぱいでガチガチに固まっている女性を見て、卵子たちは「僕／私、この人に決ーめた！」とはならないと思うのです。それよりも、ふわっと気持ちが開いている女性のところで、命として宿りたいと願うのではないでしょうか。

カウンセリングしていても、クライアントさんを見てすぐに、

「ああ、この人はいま、カラダもキモチも開いていないなぁ」

とわかります。仕事の責任感だけでなく、卵子老化への不安、うまくいかない婚活……いろんなプレッシャーでこり固まっています。そんな人たちに私は、

「近くの公園をゆっくりお散歩してから帰ってください」
「いまから映画を観にいってください、思いっきり泣ける作品か、思いっきり笑える作品を」

とアドバイスするのです。

カウンセリングルームがある場所はとても環境がよくて、緑豊かで広々とした公園がすぐそばに広がっています。ほんとうは都会に住んでいても、通勤途中に街路樹があったり、道ばたに花が咲いていたりして、ちょっとした自然が視界には必ずあるものですが、気持ちがそこに開いていないと目には入ってこないものですね。このガチガチをほぐすために、ゆっくり緑のなかを歩き、新鮮な空気を吸いつつ草花を見て、一度、自分をオフにしてもらいたいのです。

そして、映画。便利なことにカウンセリングルームの徒歩圏内に、複数の映画館があるのです。大型のシネコンもあれば、ミニシアターもあります。仕事をしていると自分の感情を抑え込むことが、とても多いですよね。感情がアップダウンしないほうが、職場では楽なのだと思います。では、その真逆の行為をしてみませんか？

物語の世界にひたって泣く、笑う。感情を放出させるとスッキリします！　自分のなかにはおもしろいものをおもしろいと思い、悲しいことで涙が出る感情があったのだと思いだすでしょう。肩こりをほぐすストレッチのように、固まった感情を意識してほぐしていくと、自然にふわっと開いていきます。

仕事も妊娠も、つい突き詰めて考えて、自分で自分をがんじがらめにしてしまう女性たち。エア妊活の段階から、そんなふうになってしまうと先々が心配です。妊活も妊娠中も出産も、思いどおりにならないことが次々と起こります。まして育児は……と考えると、自分のなりの〈オフの仕方〉を身につけておくことは、きっと末永く役に立つでしょう。

気持ちをオフにする生活習慣を意識して

こうしたキモチの開き方は、〈交感神経〉と〈副交感神経〉のオン／オフを切り替える行為でもあります。

緊張や興奮を感じているとき＝つまり仕事中にオンになっているのが交感神経、そしてリラックスしているとき＝お休みのときや好きな人といて安らかな気持ちになっているときにオンになっているのが副交感神経です。

仕事とプライベートで、このオン／オフをうまく切り替えるには、日常生活のなかで次のことに注意してください。

・家に仕事を持ち帰る
・眠りに落ちる直前まで、テレビやパソコン、スマートフォンを見ている
・電気をつけっぱなしで寝てしまう
・湯船につからずシャワーで済ませる
・カフェインをとりすぎる
・アルコールの摂取量が多い。また、寝る直前までのんでいる
・締めつけの強い下着を身につけている。寝るときも脱がない

これをしていると、交感神経がオフにならずに、頭・心・身体がずっと緊張し、興奮した状態になっています。それなりの時間眠ったはずなのに、朝起きたときなんだか頭も身体もだるい……という人はご注意を。

仕事とプライベートに線引きをする習慣をみなさんが始めるのを、卵子たちもきっと待っています。

仕事のペースを長期的に考えて見直す

妊娠したらどんな変化が身体に起きるか。これは、実際に経験してみないとわからないことですが、そこに想像をめぐらせるのもエア妊活のひとつです。喜びを感じるのはそのときまで取っておいていいと思うので、ここでは「しんどいなあ」と感じることをあげていきます。その理由は、追ってお知らせしますね。

○妊娠初期　0〜15週

つわりが代表的ですが、ほかにも眠い、ムカムカする、気持ち悪いなどの症状が出はじめます。肌荒れやおりものの量が増える、便秘になりやすい、下着があたると乳首が痛むのも、この時期ならではです。

○妊娠中期　16〜27週

つわりも落ち着き、安定期に入るこの時期にはお腹が目立ちはじめます。バストも約1サイズ大きくなり、体型の変化が自分でもよくわかるようになります。個人差はありますが、この時期に赤ちゃんの胎動も始まります。

○妊娠後期　28〜39週

赤ちゃんの成長がいちじるしく、お腹がどんどんせり出してきます。胎動が活発すぎて、夜、眠りが浅くなる人もいます。むくみや腰痛、肩こり、尿漏れ……さまざまな悩みもありますが、もうしばらくすれば赤ちゃんとの対面です！

こうして身体のいたるところに大変なことを抱えつつも、赤ちゃんのために体調管理するのが妊娠期間です。赤ちゃんはどんどん大きくなります。そのうえ、お母さん自身も体重がぐんぐん増えます。それまでの人生で、そんな短時間で身体が劇的に変化するという経験は、ほとんどありません。

お腹に大事な命を抱え、自分の身体の面倒をみながら、これまでのペースで仕事をする。これが非常にむずかしいということは、想像できると思います。身体だけでなく、ホルモンの影響で考え方が驚くほど変わる人もいます。

仕事が大好きで「ぎりぎりまでめいっぱい働く」「そして産んだら、できるだけ早く職場復帰!」と決めていた自分が、まるで知らない他人のように思えるほど、仕事に興味を失ったり、わけもなく悲しくなったり……。こんな自分に振り回され、仕事と妊婦生活を両立できなくて会社を辞めてしまう人もいます。

そこで、いまから1~2年、遅くとも数年ぐらいまでをウミドキを考えているなら、仕事のペースを見直しましょう。思い立ってすぐにできることではないのは、いまお仕事をされているみなさん自身が誰よりよくご存知のはずです。

そして、まじめで責任感のある人ほど、ほかの人に迷惑をかけない形でその調整をしたいですよね。

収入面や、復帰後のことも考えながら、長い目で見て今後どう働いていくかの見通しを立ててください。なるべく残業や休日出勤をしないなど個人で調整できることもあれば、異動や、もしかすると転職が必要なケースもあるでしょう。

そうして少しずつペースダウンしていくと、仕事とプライベートのオン、オフを切り替えやすくなります。

気づけばエア妊活にもプラスになっているというわけです。

パートナーができたら何をすればいい？

卵子凍結保存を望む既婚女性の存在

日本で子どもを産むには、基本的に法的婚をしたパートナーの存在が必要です。リプロセルフバンクのカウンセリングには、既婚者の女性も訪れます。意外に思われるでしょうか？　実は私も驚きました。設立当初、〈健康な〉〈既婚〉女性が卵子凍結保存をするということを、想定していなかったのです。

そこで理由をききました。「なぜ結婚しているのに、子どもを作らないのか」と。……いえいえ、結婚しても子どもがいない生活を選ぶのは、夫婦の自由です。結婚という行為と、子どもをもうけるという行為はわけて考えるべきものです。

でも、カウンセリングにくるのは、基本的に子どもを産むことを望んでいる女性です。それなのに「いまは産めない」理由があって、そのあいだに卵子が老化するのを防ぎたい人たちです。夫婦の一方が出産を強く望んでいるのに、それをいま実現できないとは、いったいどういうこと？　しかもアラフォー世代に突入している女性が目立ちます。

理由をきくと、その女性はぽつりぽつりと答えてくれました。

20代後半で結婚をし、彼にすぐ子どもを作りたいと伝えたら、「いまは仕事に集中したいから5年待ってほしい」といわれたそうです。仕事にノッている彼のことを尊重したかった彼女はうなずき、待ちました。このときはまだ、あわてる必要はないとも感じていました。

5年後、ついに待ちに待った瞬間が！　という気持ちで胸をいっぱいにして子作りスタートを提案したところ、彼の回答は「まだ早い、あと3年待って」……。そのときの彼女の落胆が、私の目にも見えるようでした。

そして3年たって彼はまたしても、「もう少し待って」と先送りにしたのですが、これはもうみなさんも想像がついていましたよね。彼のやり方は徹底していて、結婚以来ずっと、コンドームをつけての避妊を怠ったことがないといいます。

「これ以上待っていては、私はどんどん産みにくくなる」

と自分の年齢を考えてあせりはじめた彼女が、卵子凍結保存という方法があることを知り、カウンセリングに来たというわけです。

個人的には、一緒に子作りできる・育てられる別のパートナーを探したほうが可能性が広がるように思うのですが、その女性は「夫との子がほしい」と願い、自分だけでできる対策は練っておきたいと思っているのです。

彼女が「いま産みたい」と切実に訴えても耳を貸さない夫が、いつになったらその重い腰を上げるのかはまったくわかりませんが……。

夫婦間の温度差はどうやってなくす？

これはそんなに極端な例ではありません。

「あと5年、3年……」と先延ばしにしないまでも、女性と男性の「いつ子どもを作るか、そもそも子どもがほしいのか」には、けっこうな温度差があるものだなぁと、つくづく思い知らされます。

卵子老化が知られるようになってから、30代になってから結婚する女性の多くは、「結婚したらすぐ子ども！」と決めています。本格的に産みにくくなる前に産んでおこうという考えが広まったのは、よい傾向です。それなのにパートナーの男性は、「しばらくは、ふたりの生活を楽しもうよ」と思っている……。

お互いが自分の希望をちゃんと口にしていれば話し合いにもなるのですが、なぜか「きっと同じ気持ち」「わかってくれているよね」と勝手に決めつけて、思惑がズレていることに気づかないまま……というのは、ひとつの典型です。

これでは時間がもったいない。彼は子どもを持つつもりがまったくなかった、ということが後になって発覚し、「だったらこの人と結婚しなかったのに……」と悔やんでも、時間は取り返せません。

かと思えば、自分はまったく子どもを望んでいないのに、彼女から「結婚したらすぐに子どもを！」と熱心にせがまれて困っている男性もいます。でも、そこで本音を話したり、まして別れたりするのを面倒と感じるようですね。

男性サイドは、「結婚したら、少しはおとなしくなるだろう。この先、時間はいっぱいあるから、きっと説得できるし」と考え、とりあえず籍を入れた……これは、ほんとうに困ります！　いまどきの女性は「時間はいっぱいある」と認識していません。

どの例でも、夫婦間のコミュニケーション不足はあきらかです。

20代であれば、結婚後しばらくふたりの時間を楽しんで、いずれ……とゆったりかまえることもできるでしょう。彼が最初は子どもをほしがっていなかったとしても、結婚生活のなかで考えが変わってきて、夫婦そろっての妊活に積極的になる可能性だって、なきにしもあらずです。

でも、駆け込みで妊娠したいと希望する女性たちは、そんな悠長に待っていられないのです。結婚を意識するようになったら、まずはふたりで子どもについての意思確認をしっかりする——この作業は避けて通れません。結婚してから妊娠するまでの期間を長く持つか、短く持つか。もしくは、子どものいない生涯を送るつもりなのか。何人の子どもを希望しているのか。

男性が積極的でなくても、あっさり自然妊娠できれば苦労はそれほどでもないでしょう。でも、もし不妊治療することになったら、どれだけ協力的に関わってくれるのだろう？　彼自身も不妊検査を受けてくれる人だろうか？　育児に参加してくれるのだろうか？——話しあいのなかで、きちんと見極めてください。

これによって、「やっぱりこの人とは結婚できない」という結論にいたるか、「それでもこの人といたい」という結論にいたるのか……。自分で判断し、思う道を進みましょう。

離婚を決意してから卵子凍結保存!?

私が驚いたもうひとつのパターンは、「離婚することに決めたので、卵子凍結保存をしたい」というものです。

30代前半に結婚して妊娠を試みたけど、思うようにできない。そのうちセックスレスになってしまった。気持ちもすれ違っているし、もうこの人とのあいだに子どもは望めそうにない。そうこうしているあいだに35歳をすぎてしまう。だったら別のパートナーを探して子どもを作ろう。でも、離婚、再婚のパートナー探し、結婚の意思確認……いくつも段階を踏まなければいけないことを考えると、時間がかかることは覚悟しておかなければならない。

「だから、そのあいだ卵子の時間を止めておきたいんです」

カウンセリングルームで彼女はきっぱりそういいました。

いろいろと人生をシミュレーションした結果なのだということはよくわかりました が、ここにも夫婦間のコミュニケーション不足がありありと見えています。

まず、彼女が〈妊娠しない理由〉がここではまったくわかりません。セックスレスになって以降はそれが原因ですが、その前はタイミングに問題があるのか、妻、夫のどちらかが妊娠しにくい、させにくい体質なのか……。

どちらも検査をしたことがないため、それは彼女自身にもわかっていないようです。これでは対策の立てようもありません。調べて治療したら授かる可能性があるのに、最初からそれを放棄しています。判断すべき材料が何もないまま、「あなたのせいで子どもができない」と断定され、ハズレ扱いされて傷つくのは、男女とも同じです。

こうして、ふたりのあいだで話し合いが一度ももたれないまま、「夫のせいでできない」と独断し、「卵さえ若ければ私は妊娠できる」といわんばかりにひとりで行動している……。妊娠したい一心での行動力は驚きですが、どうせならそれを〈夫とのコミュニケーション〉において発揮してほしいと強く思いました。

採卵に際する一連のチェックを通して、自分側に不妊の原因があるとわかったら、彼女はどう考えるのでしょう？　これだけ現在の夫と意思疎通できていない人が、次に出会う人と子どもを作ること、子どもを育てることについて話し合えるのでしょうか？

「卵子を守れば妊娠できる」ではありません。妊娠はそんなに思いどおりになりませんし、もし無事に産むことができても、その後はさらに大変です。

ひとりでは乗り切れないことを、ふたりなら乗り切れる。そのために、コミュニケーションがあります。夫婦といえど、別個の人間。ふたりの子どもを作るためには、ことばをつくし、お互いが納得するまで話し合う経験は、決してマイナスにならないでしょう。

あとがき

オフにしたその後は何を考えればいい？

━カウンセリングルームは人生相談室━

カウンセリングをしていると、卵子凍結保存について説明する場ではなく、クライアントさんの人生相談の場になっていることがよくあります。

「なぜ産みたいのか」

「ほんとうに産みたいのか、家族やまわりからせっつかれるからだけではないのか」

「誰の子を産みたいのか」

「そのためにはどこで出会ったらいいのか」
「産むために仕事をセーブするのをどう考えるか」
「できない場合、不妊治療はするか、それともその時点で別の人生を考えるか」
「産む前と産んだ後、支えてくれるのは誰か」
「そして卵子凍結保存するのか、しないのか」

話しあうなかで、クライアントさんは自分の人生をあらためて見直します。自分がこれまでどんな人生を歩んできたか、これから先、どんな人生を送りたいのか。女性の理想と現実と、そのあいだで揺れる気持ちが話すほどあきらかになってきます。「自分はこんなことを考えていたんだ!」という発見も多いようです。

友人にも話せなかったであろう不安を吐き出して帰る女性、「卵子を守りたい」と涙を流す女性、婚活の状況を細かく報告してくれる女性……。このカウンセリングルームを訪れる女性たちは、社会の縮図そのものです。

悩みながらも産みたいと思う女性たちがいまここにいて、産めない状況があって、産める可能性や卵子の老化と向きあいながら、〈産む〉ということをとことん考え抜く。

一度、掘り下げて考えると、どのような結果になっても納得できるでしょう。道なかばで気持ちがブレることもありません。

「あのとき、いくらでも知ることができたのに、私はそうしなかった」「可能性が用意されていたのに、検討もしなかった」――と後悔することが、いちばんつらいのではないでしょうか。

妊娠できる・できないだけでなく、自分の人生を全般的に見直すことが、エア妊活における最大の課題なのです。

香川則子

二〇一五年二月

香川則子（かがわ・のりこ）
生殖工学博士

京都大学で博士号を取得、世界最大の不妊治療専門施設の附属研究所で主任研究員として7年間の生殖補助医療の研究キャリアを積む。

卵子、卵巣組織の凍結保存技術開発や臓器移植技術開発など不妊症患者やがん患者を救う数々の世界初の研究成果を生み出しながら臨床応用を実現。研究者、教育者として大学にも席を置きつつ、後輩研究者の育成と共に「がん患者の卵巣保存プロジェクト」など国内外の臨床研究にも積極的に参加。哺乳類の生殖補助技術開発研究17年のキャリアと国内外の共同研究先との世界最高水準の科学と医療ネットワークを活かし、女性の人生創りを複合的にサポートすることを目指す。

2015年春、プリンセスバンク株式会社を設立予定。千葉県浦安市と順天堂大学医学部附属浦安病院との連携による卵子および卵巣の凍結保存プロジェクトに参加する。


私、いつまで産めますか？

卵子のプロと考えるウミドキと凍結保存

2015年3月14日　第1版第1刷発行

著　者　香川則子
発行者　玉越直人
発行所　WAVE出版
〒102-0074 東京都千代田区九段南4-7-15
TEL03-3261-3713　FAX03-3261-3823
E-mail:info@wave-publishers.co.jp
http://www.wave-publishers.co.jp

印刷・製本　中央精版印刷

NDC916　232p 19cm　ISBN978-4-87290-715-5